Recomendaciones de RCP y Soporte Vital
Conferencia ILCOR 2.010

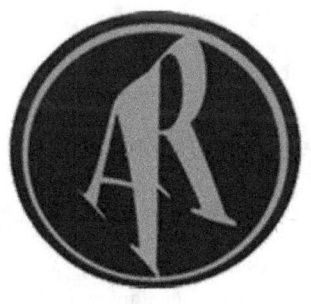

www.AnestesiaR.org

Diseño de cubierta: AnestesiaR

Nº 1112310832321 Registro de la Propiedad Intelectual.
(www.safecreative.org/work)
ISBN–13: 978-1503210592
ISBN-10: 1503210596

Esta obra ha sido publicada por su autor mediante el sistema de autopublicación de Amazon para su distribución y puesta a disposición del público. Amazon no se responsabiliza de los contenidos de esta obra.

Impreso en España - *Printed in Spain*

© AnestesiaR. *Reservados todos los Derechos*. No se permite la reproducción total o parcial de este libro, ni el registro y/o almacenaje en un sistema informático, ni la transmisión bajo cualquier forma o a través de cualquier medio, ya sea electrónico, mecánico, por fotocopia, por grabación o por otros métodos, sin el permiso previo y por escrito del titular del *copyright*.

Autores

Marta Bernardino Santos
Servicio de Anestesiología y Reanimación.
Hospital Universitario Fundación Alcorcón. Madrid

Carmen Camacho Leis
Servicio SAMUR-Protección Civil. Madrid

Juan Cardona Peretó
Servicio de Anestesiología y Cuidados Críticos.
Hospital de Denia. Alicante.

Ramón de Elias Hernandez
Servicio SAMUR-Protección Civil. Madrid

Pablo García Pimentel
Servicio de Anestesiología y Reanimación.
Hospital Universitario Fundación Alcorcón. Madrid

Francisco Javier García Vega
Médico Adjunto del Servicio de Medicina Interna del Complejo Hospitalario Universitario de Vigo (CHUVI).
Revisor ILCOR-2010.

Sara Hervilla Ezquerra
Servicio de Anestesiología y Reanimación.
Hospital Universitario Fundación Alcorcón. Madrid

Eugenio Martínez Hurtado
Servicio de Anestesiología y Reanimación.
Hospital Universitario Fundación Alcorcón. Madrid

Diana Parrado López
Servicio de Anestesiología y Reanimación.
Hospital Universitario de la Princesa. Madrid

Daniel Paz Martín
Servicio de Anestesiología y Reanimación.
Complejo Hospitalario de Toledo.

Fernando Ramasco Rueda
Servicio de Anestesiología y Reanimación.
Hospital Universitario de la Princesa. Madrid

Meritxell Sierra Silvestre
Servicio de Anestesiología y Reanimación.
Hospital Universitario de la Princesa. Madrid

INDICE

- Introducción 1
- Guidelines de RCP. La evidencia científica en el ILCOR-2.010 3
- Terapias eléctricas en RCP: Recomendaciones 2.010 10
- Soporte Vital Básico en el paciente adulto: Recomendaciones 2.010 22
- Soporte vital avanzado en el adulto: Recomendaciones ILCOR 2.010 (1ª Parte) 35
- Soporte vital avanzado en el adulto: Recomendaciones ILCOR 2.010 (2ª parte) 47
- Soporte Vital Básico en el paciente Pediátrico: Recomendaciones ILCOR 2.010 58
- Soporte Vital Avanzado en el paciente Pediátrico: Recomendaciones ILCOR 2.010 73
- Soporte Vital Avanzado en el Neonato: Recomendaciones ILCOR 2.010 102
- Síndrome Coronario Agudo. Recomendaciones ILCOR 2.010 114
- Cuidados post-PCR ILCOR 2.010 123
- Si no te reciclas, no sabes... pero... ¿cómo hacerlo? Educación en RCP 2.010 132

RCP ¿Asignatura pendiente de la anestesiología?

La **Reanimación Cardiopulmonar (*RCP*)** avanzada es una parte nuclear de nuestra especialidad tal y como explícitamente aparece reflejado en el nombre de su titulación oficial. El itinerario docente del futuro anestesiólogo durante su formación persigue adquirir y dominar a la perfección, entre otras más, todas las capacidades necesarias para llevar a cabo las maniobras de RCP de forma segura y eficaz. Estas habilidades, una vez adquiridas por el anestesiólogo, deben ser puestas en práctica de forma regular y combinarlas con la actualización a intervalos regulares del contenido teórico relacionado con la RCP.

El grupo **ILCOR (International Liaison Committee on Resuscitation)** se constituyó en al año 1.992 y está compuesto por 8 sociedades científicas de los 5 continentes relacionadas con la RCP. La misión de esta asociación es revisar, identificar, sintetizar y publicar todo el conocimiento relevante de este tópico para después desarrollar y publicar documentos de consenso y guías clínicas que faciliten el acceso al conocimiento de una forma sencilla, rápida y eficaz.

Además del aspecto puramente teórico, las recomendaciones ILCOR dedican un espacio significativo a los aspectos relacionados con el entrenamiento, la organización y la implantación y mantenimiento de un servicio centralizado de RCP de forma que hay grupos de trabajo específicos en las siguientes parcelas: Soporte vital básico, Soporte vital avanzado, Soporte vital pediátrico, Soporte vital neonatal, Síndrome coronario agudo/infarto de miocardio y Educación, equipos e implementación. Tras la recuperación de un ritmo cardiaco eficaz cabe destacar la importancia de establecer un sistema integrado, estructurado y completo de cuidados post-RCP, a los que se dedica una sección completa en las guías de actuación.

La sistemática de trabajo de cada una de las diferentes áreas de conocimiento del ILCOR tiene una estructura similar, estando sistematizadas la forma en que se busca y localiza la información (Medline, Embase y Cochrane Systematic Reviews), la calificación de su nivel de calidad, su análisis pormenorizado y la forma en que se realizan las recomendaciones finales.

Cada cinco años, desde el año 2.000, el ILCOR publica nuevas recomendaciones. Desde la última publicada en el año 2.005 se han producido suficientes avances en el conocimiento como para suscitar la necesidad de un nuevo documento de consenso que ha visto la luz a finales de 2.010.

El Comité editorial de la Revista electrónica de AnestesiaR (ReaR), sensible a la importancia y trascendencia de este tema para nuestra especialidad, decidió dedicar dos números para presentar de una forma ordenada y crítica las recomendaciones fundamentales recogidas en el **documento ILCOR 2.010**, que ahora os presentamos en este manual. Varios compañeros de diferentes instituciones y niveles asistenciales y con experiencia e interés en el tema han realizado un estupendo trabajo que ahora os presentamos. Esperamos que todo su esfuerzo os sea de utilidad.

Santiago García del Valle
Jefe del Servicio de Anestesiología y Reanimación.
Hospital Universitario Fundación Alcorcón. Madrid
Director de la Revista electrónica de AnestesiaR

Introducción

Marta Bernardino Santos

Tras la pasada conferencia del International Liaison Committee of Resuscitation (*ILCOR*), celebrada el 31 de Enero de 2.010 en Dallas, el lunes 18 de Octubre se publicó on line el documento de consenso internacional (*CoSRT*) con las últimas recomendaciones en reanimación cardiopulmonar y asistencia cardiovascular de urgencia.

El European Resuscitation Council (*ERC*) y la American Heart Association (*AHA*) han actualizado sus guías de actuación on-line y, simultáneamente, las han publicado en las revistas <u>Resuscitation</u> y <u>Circulation</u> respectivamente.

Con una periodicidad semanal iremos publicando un resumen con las modificaciones en cada uno de los principales apartados:

1. Soporte Vital Básico
2. Terapias Eléctricas
3. Soporte Vital Avanzado
4. Síndrome Coronario Agudo
5. Soporte Vital Pediátrico
6. Reanimación Neonatal
7. Educación, Implementación y Equipos

Para iniciar la serie de publicaciones, Francisco Javier García Vega, anterior secretario del consejo español de RCP, coordinador del programa de asistencia cardiovascular de urgencia de la American Heart Association (*AHA*) cuando se implantó en España a través de la sociedad SEMES y miembro del grupo de expertos de la AHA en las últimas conferencias ILCORD, explica como se ha realizado el proceso de revisión de la evidencia científica para esta última conferencia 2.010 y como se clasifican las recomendaciones.

Guidelines de RCP. La evidencia científica en el ILCOR-2.010

Francisco Javier García Vega

La evidencia científica del ILCOR se fundamenta en la revisión y evaluación de la mayor información posible publicada en la bibliografía mundial.

Los revisiones se encargan a grupos de expertos de todo el mundo que son propuestos por los diferentes organismos que componen el International Liaison Committee of Resuscitation (*ILCOR*), a saber: American Heart Association (*AHA*), European Resuscitation Council (*ERC*), Australian Resuscitation Council, Heart and Stroke Foundation of Canada, Fundación Interamericana del Corazón, New Zealand Resuscitation Council, Resuscitation Council of South Africa, y el Resuscitation Council of Asia (que incluye actualmente a Japón, Corea, Singapur y Taiwan).

Hay 6 Grupos de Trabajo, cada uno encargado de una disciplina, en los que se agrupan todos los temas (Topics) que se han estudiado:

- Síndrome Coronario Agudo (*ACS*)
- Soporte Vital Avanzado (*ALS*)
- Soporte Vital Básico (*BLS*)
- Educación, Implementación y Equipos (*EIT*)
- Soporte Vital Neonatal (*NRP*)
- Soporte Vital Pediátrico (*PLS*)

En cada disciplina también hay diferentes categorías (vía aérea, circulación, EKG, fármacos, etc.)

La metodología es similar a la que utilizan las Agencias de Evaluación de Tecnologías Sanitarias en todo el mundo, mediante la realización de revisiones sistemáticas de la literatura internacional de los diferentes temas. Las búsquedas bibliográficas se realizan en las principales bases de datos: Pubmed (base de datos de Medline), Embase (base de Index Medicus), la librería de la Cochrane (de revisiones sistemáticas), y en la Master Librery de la AHA (una de las mayores bases de datos mundial de artículos relacionados con RCP y Cardiología).

Lo primero es clasificar los estudios según sus niveles de evidencia.

Niveles de Evidencia

Los Niveles de Evidencia (*LOE*, según las siglas en inglés) utilizados por el ILCOR para la revisión de la ciencia en Reanimación Cardiopulmonar (*RCP*) de 2.010 han variado con respecto a los del año 2.005. Estos niveles han sido actualizados para mejorar la valoración de lo publicado que está disponible.

Los niveles que se van a utilizar se dividen en tres grandes categorías, dependiendo del tipo de tema que se estudia o la pregunta que se hace. Según se refieran a una intervención o tratamiento, a un tema referente al diagnóstico o si se analiza el pronóstico de los pacientes con una PCR o Emergencia Cardiorrespiratoria. Los LOEs se enumeran del 1 al 5 (en las anteriores recomendaciones se hacía del 1 al 8), siendo los de LOE 1 los mejores estudios y los de LOE 5 los peores.

Se han clasificado entonces todos los temas según estos tres grupos:

- Los niveles de evidencia de estudios de evaluación de las intervenciones (LOE 1 a 5).
- Los niveles de evidencia de estudios que evalúan el pronóstico (LOE P1 a P5).
- Los niveles de evidencia de estudios de evaluación de diagnóstico (LOE D1 a D5).

Esta clasificación se basa en el principio de que los altos niveles de evidencia se asignan a los estudios que minimizan el riesgo de sesgo, y al mismo tiempo, se ofrece la oportunidad de incluir los estudios que no están directamente relacionadas con la pregunta que se hace (es decir, que permite la extrapolación de la información de diferentes poblaciones, estudios con animales, etc.).

1.- Los niveles de evidencia de estudios de evaluación de las intervenciones son:

- LOE 1: Ensayos controlados aleatorios (o meta-análisis de los ECA). Estos estudios recogen datos de forma prospectiva, aleatoria y asignar los pacientes a la intervención o al de control.

- LOE 2: Los estudios con controles concurrentes sin asignación al azar (por ejemplo, "*pseudo*" aleatorios). Estos estudios pueden ser: Experimentales, en los cuales los pacientes se asignan a los grupos de intervención o control de forma simultánea, pero de forma no aleatoria (incluidos los pseudo-azar: por ejemplo. días alternos, día de la semana, etc.); u Observacionales, incluida la cohorte y los estudios de casos y controles (un meta-análisis de este tipo de estudios se ha concedido también una LOE = 2).

- LOE 3: Los estudios que utilizan un control a posteriori. Estos estudios utilizan los pacientes de control que han sido seleccionados de un período posterior en el tiempo al grupo de intervención.

- LOE 4: los estudios sin un grupo control (por ejemplo, series de casos). Un solo grupo de personas expuestas a la intervención (factor en estudio), pero sin un grupo control.

- LOE 5: Los estudios no directamente relacionados con los pacientes y/o la población que interesa en concreto (por ejemplo, diferentes pacientes y población, modelos animales, modelos mecánicos, etc.). En este nivel se pueden incluir estudios de alta calidad (incluso ECAs).

2.- Los niveles de evidencia de los estudios que evalúan el pronóstico se basan en los siguientes:

- LOE P1: estudios de cohortes (o meta-análisis de estudios de cohorte de inicio), o la validación de reglas de decisión clínica (*CDR*).

- LOE P2: Seguimiento de los grupos de control sin tratamiento en los ECA (o meta-análisis de estudios de seguimiento) o derivación de CDR.

- LOE P3: Los estudios retrospectivos de cohortes.

- LOE P4: Las series de casos.

- LOE P5: Los estudios no directamente relacionados con el paciente en particular y la población (por ejemplo, diferentes tipos de pacientes y la población, los modelos animales, modelos mecánicos, etc.).

3.- Los niveles de evidencia de estudios de evaluación de diagnóstico son:

- LOE D1: Validación de los estudios de cohortes (o meta-análisis de validación de estudios de cohortes), o la validación de la regla de decisión clínica (*CDR*).

- LOE D2: Estudio exploratorio de cohortes (o meta-análisis de estudios de seguimiento), o derivación de CDR, o un CDR validado en una fracción de la muestra sólo.

- LOE D3: caso de estudio de control de diagnóstico.

- LOE D4: Estudio de rendimiento diagnóstico (no estándar).

- LOE D5: Los estudios no directamente relacionados con el paciente en particular y la población (por ejemplo, diferentes tipos de pacientes y la población, los realizados con animales, los que utilizan modelos mecánicos, etc.).

Una vez realizada la puntuación según los LOEs de los diferentes estudios, se analiza la calidad metodológica de los mismos, clasificándolos en: Estudios de buena calidad (Good), estudios de calidad justa (Fair) y aquellos de calidad pobre (Poor). En este apartado se analizan los estudios en cuanto a los sesgos que presentan, el tamaño de las muestras o número de pacientes, conclusiones acordes con los resultados, etc.

Hecho esto, se incluyen en unas tablas de evidencia que también son de tres tipos, según los estudios confirmen o este a favor de la pregunta inicial (evidence supporting) (Tabla 1.- Ejemplo de Tabla de Evidencia), no aporten nada a favor o en contra, es decir tengan una evidencia denominada neutra (evidence neutral), o por último la evidencia encontrada se oponga a la pregunta planteada (evidence opposing).

Tabla 1.- Ejemplo de TABLA DE EVIDENCIA. (Hoja de trabajo relacionada con diagnóstico).

	D1	D2	D3	D4	D5
Bueno		Ridal, 2007, 2237, E			Mehta, 2002, 1099, E Absolom, 2006, 1145, E Yong–xing, 2007, 898, E
Aceptable		Kramer–Johansen, 2008, 11, E		Kramer–Johansen, 2006, 61, E	
Pobre			Pytte, 2007, 770, E		

Nivel de evidencia

Tras este exhaustivo análisis, realizado por los diferentes autores de las hojas de trabajo (Worksheets), los grupos de trabajo de cada disciplina concluyen definitivamente el grado de recomendación de cada tema tratado y con ellos se elaboran las Guidelines definitivas (Tabla 2).

Tabla 2.- Explicación de las Clases de Recomendación.

CLASE DE RECOMENDACIÓN	Definición	LOE
I	Definitivamente recomendable Debe de ser utilizada	Un estudio o más de nivel 1, buena calidad y consistencia positiva
IIa	Aceptable y útil Tto. de elección	Buena evidencia positiva. Sin daño
IIb	Aceptable y útil Tto. alternativo	Evidencia justa. Sin daño
III	No aceptable, no útil, puede ser perjudicial	Sin evidencia positiva. Estudios que confirman daño
Indeterminada	Sin evidencia suficiente	Estudios contradictorios o en proceso

Terapias eléctricas en RCP: Recomendaciones 2.010

Francisco Javier García-Vega

En lo referente a la terapia eléctrica y en conceptos generales, no hay grandes diferencias entre las recomendaciones de 2.010 con respecto a las previas de 2.005. El ILCOR dice que el nuevo Consenso Internacional en la Ciencia con Recomendaciones de Tratamiento (*CoSTR*) de 2.010, no contiene "*diferencias mayores*" o "*cambios dramáticos*". Hay algunas lagunas en el conocimiento debidas a la falta de un mínimo de calidad en los estudios que se han realizado y por la ausencia de estudios clínicos de gran tamaño.

Los temas fundamentales referentes a la terapia eléctrica en el marco de la PCR se agrupan en cinco categorías:

- **Integración RCP y desfibrilación.**
- **Interfase electrodos-paciente.**
- **Tipos de ondas, niveles de energía y estrategias de desfibrilación.**
- **Circunstancias especiales.**
- **Otros temas relacionados con la desfibrilación.**

Las recomendaciones se clasifican en I, IIA, IIB, III e Indeterminada, y el nivel de evidencia científica que las respalda desde LOE 1-5.

Integración RCP y desfibrilación

En el tratamiento de la FV, fundamentalmente en el SCA, los reanimadores deben de integrar lo más rápido posible la RCP con la utilización del DEA. Para hacer una correcta asistencia, hay tres acciones principales deben de sucederse desde el primer momento: alertar al servicio de Emergencias, realizar RCP y utilizar un DEA. En el caso de que haya dos o más reanimadores, las acciones se pueden realizar simultáneamente.

RCP antes de la desfibrilación

El ILCOR no ha encontrado evidencia consistente para retrasar la desfibrilación en caso de PCR por FV (LOE 1-3).

La AHA recomienda comenzar a realizar la RCP y usar el desfibrilador en cuanto esté listo, incluso en paradas extrahospitalarias no presenciadas. La RCP se debe de realizar mientras se prepara el DEA (Clase I; LOE B). No obstante, se permite a equipos de SEM realizar entre 1 minuto y medio a 3 de RCP en caso de PCR extrahospitalaria no presenciada.

Para el ERC tampoco se recomienda rutinariamente hacer RCP antes de la desfibrilación. Sin embargo en aquellos equipos que tengan este protocolo perfectamente establecido se recomienda no cambiarlo, al menos por el momento, y se permite realizar un periodo previo de RCP antes de la desfibrilación. Asumiendo que cada 5-10 segundos sin compresiones, se reducen las probabilidades de éxito de las descargas. Las pausas pre-shock deben de reducirse a menos de 5 segundos, manteniendo las compresiones mientras se carga el desfibrilador.

Interfase electrodos-paciente

La impedancia transtorácica (TTI) varía con la masa corporal, pero es de aproximadamente 70-80 Ω en adultos. El objetivo en la colocación de los electrodos en el pecho del paciente es conseguir minimizar esa TTI para que las descargas sean más eficaces. En este apartado se analizan diversos aspectos de la influencia del tipo de electrodo que se utilice y de su relación con la Impedancia Transtorácica (TTI). Sin embargo, en el caso de las arritmias ventriculares, no se ha encontrado ninguna relación directa entre la TTI y el éxito de la descarga.

Parches adhesivos vs palas manuales de desfibrilador

Para el ILCOR, los parches adhesivos son tan seguros y eficaces como como las palas en el caso de los desfibriladores bifásicos, tanto para desfibrilación como para cardioversión (LOE 3). En caso de cardioversión para una FA con energía monofásica, son preferibles las palas (LOE 2).

La AHA no analiza este aspecto.

El ERC otorga ciertos beneficios prácticos a los parches sobre las palas, fundamentalmente en casos de monitorización de situaciones de peri-parada. Los parches son más seguros al evitar que el operador este encima del paciente y pueda descargar a distancia. La TTI (y por ende la eficacia), es similar en los parches y en las palas.

Situación de los electrodos

El ILCOR recomienda colocar los electrodos en el pecho desnudo, en posición anterior-lateral. Se aceptan como alternativas razonables las posiciones anterior-posterior y la denominada apex-posterior (LOE 5). Se matiza que en aquellas pacientes con pecho grande se deben de colocar los parches o palas laterales al pecho o debajo de él, evitando el tejido mamario. También se insiste en que los pacientes velludos hay que rasurar el pecho de la forma más eficaz y rápida posible.

Para la AHA cualquiera de las 4 posiciones es aceptable y eficaz (anterior-lateral, anterior-posterior, anterior–infraescapular izquierda, anterior-infraescapular derecha) dependiendo de las características individuales del paciente (Clase IIa, LOE B). Sin embargo, para facilitar el aprendizaje se debe de enseñar la colocación en posición anterior-lateral (Clase IIb, LOE C).

El ERC acepta también la posición lateral, en ambas lineas axilares medias (llamada posición bi-axilar). Matiza que da igual que electrodo se coloque en cada lugar y en todas las posiciones, pero los parches disminuyen la TTI cuando se colocan de forma longitudinal. También se disminuye la TTI cuando se colocan los electrodos fuera del tejido mamario femenino.

Tamaño de los electrodos

No se ha encontrado suficiente evidencia para recomendar un tamaño concreto de los electrodos para una desfibrilación óptima, sin embargo parece razonable que sea mayor de 8 cm de diámetro, concretamente entre 8 y 12 cm.

Estas medidas son aceptadas por el ILCOR, AHA y el ERC.

Composición del material conductor

Aunque está demostrado que la composición del material conductor influye en la TTI, no se ha encontrado, en las revisiones del ILCOR, evidencia suficiente acerca de la composición de dicho material.

La AHA no publica diferencias en este aspecto.

El ERC recomienda la utilización de parches adhesivos de gel, en vez de las pastas sueltas o geles cuando se utilizan las palas manuales. De esta forma se evitará la producción de chispas, en caso de contactos accidentales a través del gel. Tampoco recomienda el uso de las palas directamente en la piel sin gel, pues se aumenta la TTI, las quemaduras y la posibilidad de provocar fuego.

Tipos de ondas, niveles de energía y estrategias de desfibrilación

Los nuevos desfibriladores utilizan habitualmente energía bifásica. Aunque no está demostrado mediante estudios clínicos randomizados que los desfibriladores bifásicos salven más vidas que los monofásicos, los bifásicos son más eficaces en conseguir el éxito en la primera descarga para terminar con la FV. La energía llamada multifásica (trifásica, cuadrifásica) aún no está suficientemente estudiada en humanos y los estudios realizados con animales se han ceñido únicamente a FV de muy corta duración.

Energía bifásica comparada con la monofásica para la desfibrilación

El ILCOR concluye que la energía bifásica es más eficaz que la monofásica para terminar con la FV (LOE 1-3). No hay suficiente evidencia para recomendar un tipo de energía bifásica en concreto. En ausencia de desfibrilador bifásico, los monofásicos son aceptables.

Para la AHA es necesario matizar que una cosa es el éxito en la desfibrilación (terminación de la FV) y otra en la resucitación (recuperación de ritmo de perfusión). La energía bifásica es segura e igual o más eficaz que la monofásica para la terminación de la FV (Clase IIb, LOE B).

El ERC, asumiendo estas conclusiones, matiza que la energía bifásica no ha demostrado ser más eficaz que la monofásica cuando se analiza los resultados de supervivencia e integridad neurológica.

Ondas, niveles de energía y daño miocárdico

Se han estudiado 3 tipos de energía bifásica, exponencial truncada (*BTE*), onda rectilínea (*RLB*) y la nueva onda bifásica pulsada (*PB*). El ILCOR determina que es razonable comenzar con niveles de 150 J a 200 J para la energía BTE (LOE 1-2), no así para los otros tipos de energía bifásica. Con energía monofásica se debe de mantener la recomendación de utilizar 360 J (LOE 1-2). No se ha encontrado daño miocárdico con niveles de energía BTE de 360 J.

Para la AHA se deben de seguir las recomendaciones de los propios fabricantes de los desfibriladores bifásicos con niveles de energía de 120 J a 200 J (Clase I, LOE B). Cuando la dosis de energía recomendada por el fabricante es desconocida, se pueden utilizar niveles máximos (Clase IIb, LOE C).

Para el ERC se desconocen los niveles óptimos de energía tanto bifásica como monofásica. Sin embargo, se recomiendan no menos de 120 J para la RLB y 150 J para la BTE. Idealmente, el nivel de energía bifásica inicial para todos los tipos de onda debe de ser al menos de 150 J.

Diversos estudios en humanos han demostrado que la energía bifásica no produce daño miocárdico, incluso con 360 J. Este daño se ha evaluado mediante marcadores miocárdicos, hallazgos en el EKG o disminución de la fracción de eyección.

Protocolo de 1 choque comparado con series de 3 choques seguidos

Tanto ILCOR como la AHA y el ERC están de acuerdo con mantener la estrategia de aplica un único choque seguido del reinicio de la RCP comenzando por las compresiones (Clase IIa, LOE 1-4). El reinicio de las compresiones no se debe de retrasar para comprobar el ritmo o el pulso después de la descarga.

Energía fija versus energía escalada

No ha sido posible hacer una recomendación definitiva para los siguientes choques tras el primero. En este sentido también se produce el consenso ILCOR,

AHA y ERC en cuanto a que la segunda descarga y siguientes sean al menos iguales a la primera, pudiéndose optar por niveles superiores (Clase IIb, LOE 1-4). El ERC es ligeramente más partidario de ir aumentando los niveles de energía.

Choque usando el modo manual versus modo automático

Los desfibriladores modernos pueden operar en modo manual o modo semiautomático (similar a un DEA). No se han encontrado diferencias de supervivencia significativas en cuanto a la utilización en uno u otro modo, tanto en RCP hospitalarias como extrahospitalarias (LOE 1-5). Sin embargo, el modo semiautomático tiene un menor porcentaje de choque inapropiados. Por contra, cuando el desfibrilador es utilizado por personal experto, el modo manual permite mantener las compresiones por más tiempo.

Estrategia de la cardioversión en la FA

El ILCOR recomienda el uso de desfibriladores bifásicos para la cardioversión de la FA. No hay evidencia suficiente para recomendar un nivel de energía concreto ni una estrategia determinada (fija o escalada) (LOE 1). Para los desfibriladores monofásicos una energía inicial de 360 J es la recomendada (LOE 1).

La AHA recomienda una dosis de 120 a 200 J de energía bifásica para la cardioversión de la FA (Clase IIa, LOE A). Si se utiliza energía monofásica la primera descarga será de 200 J (Clase IIa, LOE B). Para el Flutter Auricular y otros ritmos supraventriculares una energía inicial de 50 a 100 J suele ser suficiente, tanto con energía bifásica como monofásica. En todos los casos, si la primera descarga no es eficaz para revertir la arritmia, se irá subiendo la energía de modo escalonado.

El ERC recomienda la misma energía monofásica inicial para la FA (200 J). Si se usa bifásica, se recomienda una dosis sincronizada inicial de 120 a 150 J. Para el Flutter Auricular y TSV se recomiendan 100 J en monofásica y 70 a 120 J con bifásica. Mantiene también la recomendación del aumento escalonado de la energía en los siguientes choques.

Circunstancias especiales

Marcapasos

El ILCOR no recomienda la utilización rutinaria de marcapasos en la PCR en asistolia. La percusión precordial tampoco se recomienda en las PCR en general (LOE 2-3). Sin embargo la puñopercusión a modo de marcapasos se puede utilizar en bradicardias extremas hemodinamicamente inestables, hasta que el marcapasos eléctrico esté disponible (LOE 4).

La AHA no recomienda el uso de marcapasos en la PCR (Clase III, LOE B). Obviamente sí en el caso de bradicardia sintomática que no responde a fármacos (Clase IIa, LOE B).

El ERC recomienda plantearse el uso de marcapasos en el caso de PCR en asistolia con presencia de ondas P.

Desfibrilación a pacientes con DAI o con Marcapasos

La recomendación general es que la presencia de marcapasos permanente o DAI no retrase la desfibrilación en caso de ritmo de PCR desfibrilable. Es recomendable colocar los electrodos a una distancia de, al menos, 8 cm del dispositivo. Las posiciones recomendadas son la anterior-posterior y anterior-lateral (LOE 4).

Otros temas relacionados con la desfibrilación

Predicción del éxito de la desfibrilación según el análisis de la onda de FV

Por el momento, no existe evidencia científica suficiente como para orientar el manejo de la FV según el tipo de ondas eléctricas de la fibrilación (LOE 1-5).

Se están realizando investigaciones que una vez contrastadas, permitirán ajustar el nivel de energía eficaz a la TTI de cada paciente, analizando ésta mediante los parches de los desfibriladores.

Desfibrilación en la proximidad de oxígeno suplementario

Se deben de tomar precauciones para minimizar las chispas durante los intentos de desfibrilación. Se deben de evitar las desfibrilaciones en ambientes enriquecidos en oxígeno (LOE 4-5). Caso de ser necesarias, la AHA recomienda utilizar electrodos adhesivos (Clase IIb, LOE C).

Desfibrilación en niños

Aunque para el ILCOR la seguridad de utilizar los DEA en niños menores de 1 año es desconocida, y para el ERC no se recomienda su utilización, la AHA recomienda su uso (Clase IIb, LOE C) de manera preferible con atenuadores de energía e incluso sin ellos si no se dispone de los mismos.

Las dosis óptimas de energía en niños de todas las edades no está bien precisada, aunque se utilizan habitualmente entre 2 y 4 J/kg.

Bibliografía

1.- Nolan JP et al. 2.010 International Consensus on Cardiopulmonary Resuscitation and Emergency Cardiovascular Care Science With Treatment Recommendations. Resuscitation 2.010;81S:e1-e25.

2.- Hazinski MF, Nolan JP, Billi JE, et al. 2.010 International Consensus on Cardiopulmonary Resuscitation and Emergency Cardiovascular Care Science With Treatment Recommendations. Circulation 2.010;122:S249-S638.

3.- Berg R. et al. Adult Basic Life Support: 2.010 American Heart Association Guidelines for Cardiopulmonary Resuscitation and Emergency Cardiovascular Care. Circulation 2.010;122:S685-S705.

4.- Nolan JP et al. European Resuscitation Council Guidelines for Resuscitation 2.010. Resuscitation 2.010;81:1219-1276.

Soporte Vital Básico en el paciente adulto: Recomendaciones 2.010

Pablo García Pimentel

Marta Bernardino Santos

A pesar de los importantes avances en la prevención, la parada cardíaca (*PCR*) continúa siendo una causa importante de mortalidad y morbilidad en muchos países del mundo. Existen una serie de acciones que, en su conjunto, se denominan *"Cadena de Supervivencia"* que han demostrado que, si se realizan correctamente, las posibilidades de supervivencia tras una PCR presenciada extrahospitalaria se aproximan al 50% [1].

La *"Cadena de Supervivencia"* para el paciente adulto está formada por los siguientes eslabones:

- Reconocimiento inmediato de la PCR y activación del sistema de emergencias (*SEM*).
- Reanimación cardiopulmonar (*RCP*) precoz.
- Desfibrilación lo antes posible si estuviese indicada.
- Soporte Vital Avanzado.
- Cuidados post-reanimación.

El Soporte Vital Básico (*SVB*) incluye los tres primeros eslabones de esta cadena (Reconocimiento de la PCR y activación del SEM, RCP y Desfibrilación precoz).

Para resumir las principales modificaciones en SVB tras la última conferencia del International Liaison Committee on Resuscitation (*ILCOR*) 2.010 hemos revisado el documento internacional de consenso [1] y las guías publicadas tanto por el European Resuscitation Council (*ERC*) [2] como por la American Heart Association (*AHA*) [3] y las hemos agrupado en los siguientes apartados:

- **Reconocimiento de la parada cardiocirculatoria.**
- **Compresiones torácicas.**
- **Vía aérea y ventilación.**
- **Secuencia compresiones-ventilaciones.**
- **Desfibrilador automático.**
- **Algoritmos de ambas sociedades.**

Las recomendaciones se clasifican en I, IIA, IIB, III e Indeterminada, y el nivel de evidencia científica que las respalda desde LOE 1-5.

Reconocimiento de la parada cardiocirculatoria

El reconocimiento inmediato de la parada es el paso clave para la activación del sistema de respuesta de emergencias y el inicio precoz del tratamiento (clase IIA LOE D5).

Ya que las víctimas de un paro cardíaco pueden tener un corto periodo de respiraciones agónicas (gasping) o movimientos similares a convulsiones, las actuales recomendaciones ponen de manifiesto la importancia del operador telefónico que recibe la llamada, quien debe estar entrenado para identificar y reconocer estos signos (clase I LOE D5).

Respecto al profesional de la salud, debe comprobar muy brevemente que no hay respiración ó ésta no es normal (jadeos, boqueos, gasping) a la vez que valora que la víctima no responde, activa el sistema de emergencias y pide un Desfibrilador Automático (*DEA*). Esta comprobación debe ir seguida de una rápida verificación (no más de 10 segundos) de si hay pulso o no (clase IIA LOE D5), para comenzar de inmediato la RCP y utilizar el DEA en cuanto lo tenga disponible.

El ILCOR, AHA y ERC coinciden plenamente en este punto, sin apenas modificar las recomendaciones del 2.005, otorgando únicamente un mayor énfasis al inicio precoz de la RCP, comenzando por las compresiones torácicas ante la mínima duda y sin perder tiempo en comprobaciones (clase IIA LOE D5)

Compresiones torácicas

Se subraya la importancia de las compresiones torácicas de alta calidad (clase IIB LOE 1). El ILCOR y la AHA introducen algunos matices nuevos, ya que describen que deben ser:

- De profundidad adecuada, descendiendo el esternón de un adulto al menos 5 cm. (clase IIA LOE 4 y LOE 5) (Guías del 2.005: unos 4-5 cm.).

- Con una frecuencia de al menos 100/min. (clase IIA LOE 4) (Guías del 2.005: aproximadamente 100/min.).
- Permitiendo una expansión completa del tórax entre una compresión y la siguiente (clase IIA LOE 4 y LOE 5).
- Con una duración similar entre compresión-expansión.
- Reduciendo al mínimo las interrupciones (menos de 10 segundos) entre los ciclos (clase IIA LOE 5).

El ERC no modifica las directrices del 2.005, las compresiones deben ser de unos 4-5 cm de profundidad sin superar los 6 cm., y con una frecuencia de al menos 100/min. sin superar las 120/min.

Vía aérea y ventilaciones

El ILCOR y la AHA eliminan de sus recomendaciones la indicación de *"observar, escuchar y sentir la respiración"*. Recomiendan que, a la vez que se valoran los signos de paro cardíaco, se examine la respiración.

La indicación de *"observar, escuchar y sentir la respiración"* está conservada por el ERC, aunque puntualiza que no debe superar los 10 segundos debido a la mayor importancia del inicio precoz de las compresiones.

En el resto de maniobras relacionadas con apertura de la vía aérea ó ventilación no hay modificaciones. Tras aplicar las 30 compresiones el reanimador único abrirá la vía aérea y administrará 2 ventilaciones.

Las maniobras de apertura de la vía aérea se mantienen como frente-mentón (clase IIA LOE 4) o tracción mandibular ante la sospecha de lesión en la columna cervical (clase IIB LOE 4). Si la respiración inicial no hace que el pecho se eleve, hay que buscar un cuerpo extraño u obstrucción en la vía aérea de la víctima.

Se sigue describiendo sin modificaciones la ventilación boca a boca (con ó sin dispositivo de barrera), ventilación con bolsa y mascarilla ó el uso de dispositivos avanzados siempre que se haya recibido el correcto entrenamiento.

El volumen de las ventilaciones (600 ml. aproximadamente ó hasta que se empiece a elevar el tórax) y la duración (1 segundo cada ventilación y no superior a 5 segundos las 2 respiraciones) (clase IIA LOE 5) se mantiene y se sigue considerando perjudicial la hiperventilación (clase III LOE 4).

La AHA no recomienda usar la presión cricoidea de manera habitual, ya que podría dificultar la ventilación (clase III LOE 1).

Secuencia de compresiones-ventilaciones

La relación compresiones-ventilaciones de 30:2 sigue siendo la recomendada por todas las guías (clase IIB LOE 4), pero respecto a cuándo iniciar las compresiones sí ha habido modificaciones en relación a las guías 2.005.

La AHA introduce una nueva secuencia **C-A-B** en lugar de la clásica A-B-C. Se recomienda, tras valorar rápidamente que el paciente no responde y no respira adecuadamente, iniciar RCP (30:2) comenzando por las compresiones torácicas.

Desaparecen del algoritmo la apertura de la vía aérea y las 2 ventilaciones de rescate.

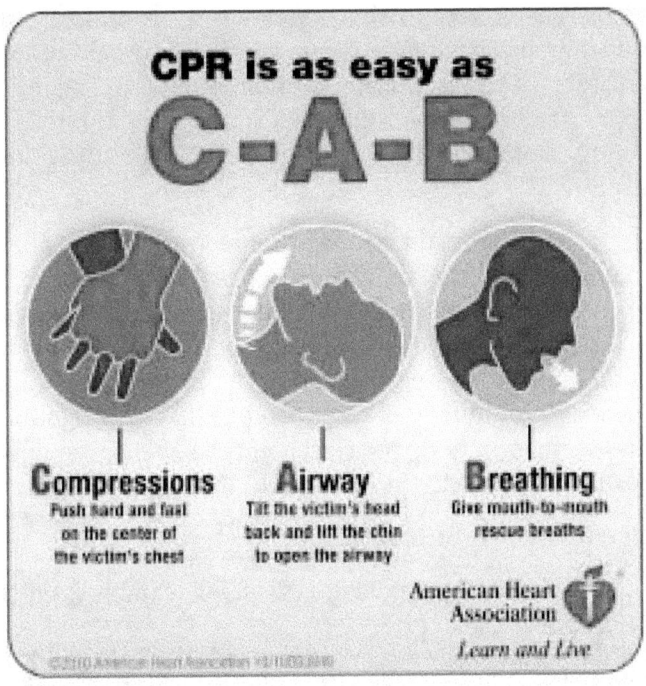

El ERC también ha eliminado las 2 ventilaciones de rescate, pero mantiene la apertura de la vía aérea y valoración de la respiración tras comprobar que la víctima no responde. Si el paciente no respira se iniciarán igualmente las maniobras de RCP (**30:2**) comenzando con las compresiones torácicas.

Estas modificaciones se basan en múltiples estudios [4-11], que demuestran que el retraso o la interrupción de las compresiones torácicas disminuye la supervivencia (clase IIB LOE 1 y 4).

Una vez colocado un dispositivo avanzado para la vía aérea, las compresiones pueden ser continuas y no tienen que coordinarse con la ventilación, realizándose en este caso 1 ventilación cada 6 u 8 segundos (aproximadamente unas 8-10 por minuto) y compresiones al ritmo de al menos 100/minuto (clase IIA LOE 1).

También se mantiene la recomendación de realizar maniobras de RCP sólo con compresiones torácicas en el caso de no ser posible realizar ventilaciones, ya que el resultado puede ser tan efectivo como la combinación de ventilaciones-compresiones en los primeros minutos (las reservas de oxígeno se agotan a los 2-4 minutos), y claramente superior que el resultado de no dar RCP (clase IIA LOE 4).

Desfibrilador Automático

No se han introducido grandes cambios en lo referente al uso del DEA.

Continúa la indicación de conectar y usar el DEA lo más rápido posible en cuanto esté disponible como tercer eslabón en la cadena de SVB, permitiendo el análisis del ritmo cardíaco y la administración de un choque eléctrico en el caso de existir un ritmo desfibrilable (clase I LOE 1 y 2), aumentando mucho la tasa de éxito si éste se realiza en los primeros 3-5 minutos.

Tras la descarga se reanudarán inmediatamente las maniobras de RCP (30:2), comenzando por las compresiones torácicas durante 2 minutos hasta el nuevo análisis de ritmo que indique el DEA. Se sigue enfatizando en la necesidad de reducir el tiempo entre la última compresión y la administración de una descarga y la reanudación de las compresiones inmediatamente después de la descarga.

En el medio intrahospitalario, en PCR presenciadas y en reanimadores no sanitarios, se debe utilizar el DEA en cuanto se tenga disponible (Clase IIA LOEC). No hay pruebas suficientes para recomendar a favor o en contra de retrasar la desfibrilación para proporcionar un ciclo de RCP (2 minutos) en pacientes con FV/TV sin pulso en el ambiente extrahospitalario.

Algoritmos de SVB de ambas sociedades

Todas las guías hacen un mayor hincapié en practicar la RCP como un equipo, en el que cada miembro tenga un papel fundamental. Se recomienda el relevo del reanimador que realiza las compresiones cada 2 minutos aproximadamente para evitar la fatiga (clase IIA LOE 1).

A continuación se muestran como quedan los algoritmos de SVB para el adulto propuestos por las guías 2.010 AHA y ERC:

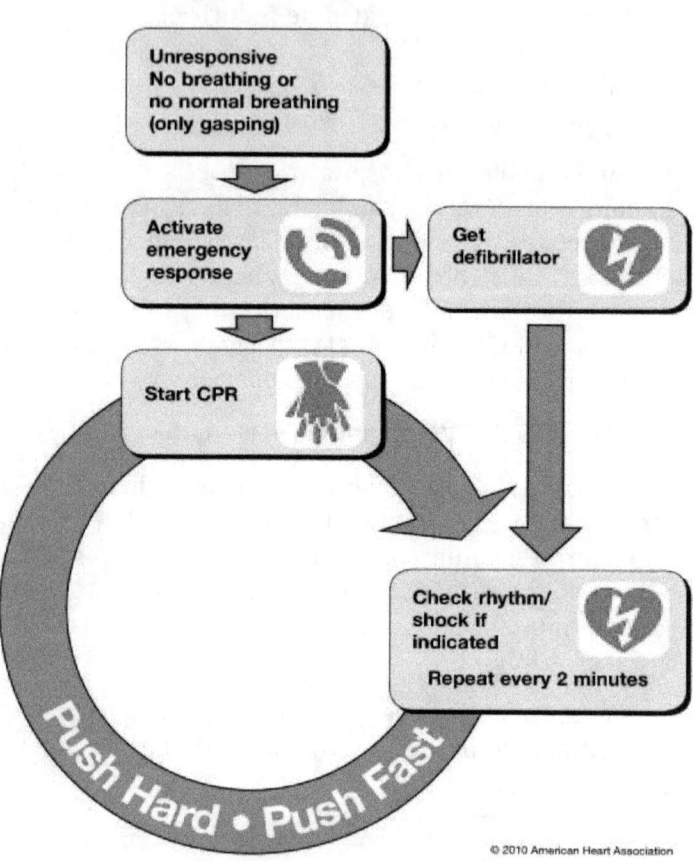

SVB - American Heart Association 2.010

Basic Life Support Algorithm
American Heart Associattion 2.010

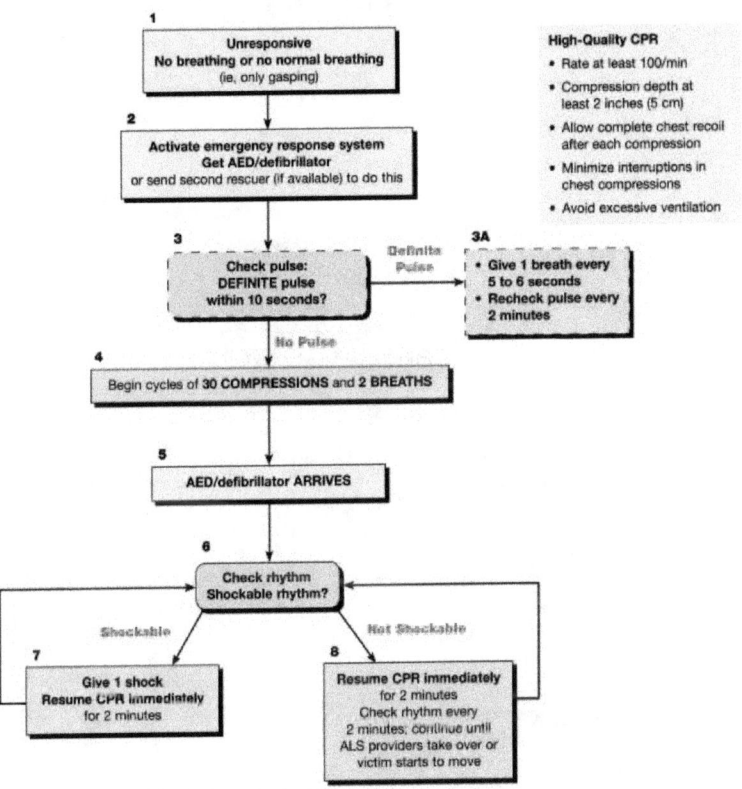

AED Algorithm - European Resuscitation Council 2.010

Automated External Defibrillation Algorithm

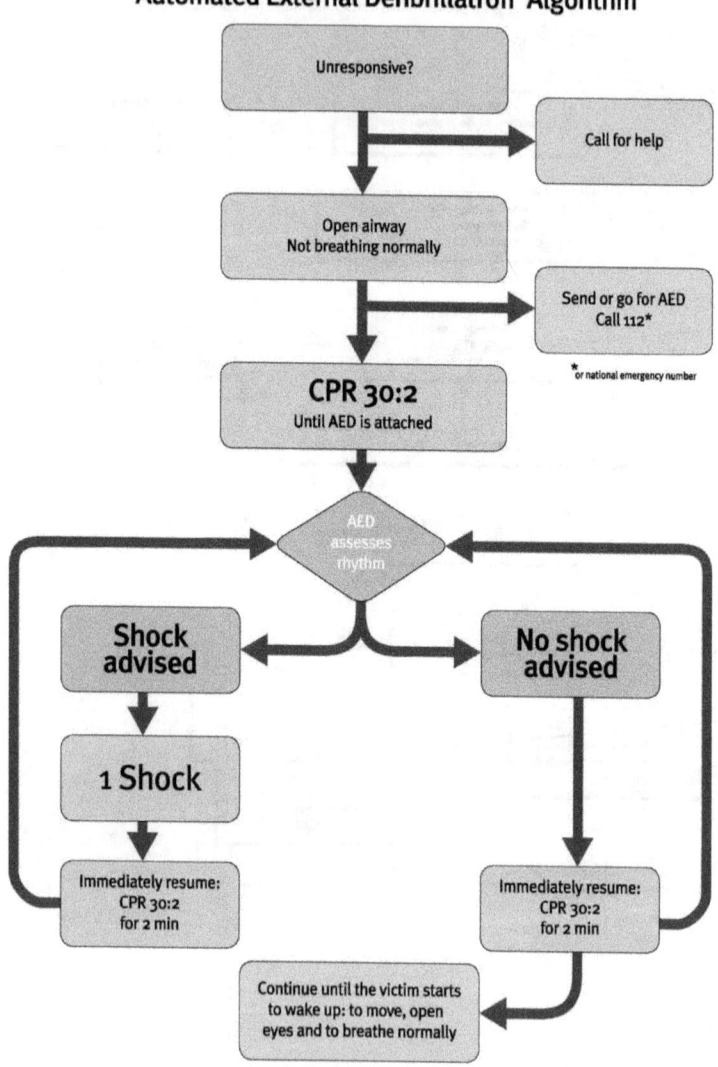

Bibliografía

1.- Nolan JP et al. 2.010 International Consensus on Cardiopulmonary Resuscitation and Emergency Cardiovascular Care Science With Treatment Recommendations. *Resuscitation* 2.010;81S:e1-e25.

2.- Nolan JP et al. European Resuscitation Council Guidelines for Resuscitation 2.010. *Resuscitation*2010;81:1219-1276.

3.- Berg R. et al. Adult Basic Life Support: 2.010 American Heart Association Guidelines for Cardiopulmonary Resuscitation and Emergency Cardiovascular Care. *Circulation* 2.010;122:S685-S705.

4.- Berg RA, Sanders AB, Kern KB, Hilwig RW, Heidenreich JW, Porter ME, Ewy GA. Adverse hemodynamic effects of interrupting chest compressions for rescue breathing during cardiopulmonary resuscitation for ventricular fibrillation cardiac arrest. *Circulation*. 2001;104:2465–2470.

5.- Aufderheide TP, Sigurdsson G, Pirrallo RG, Yannopoulos D, McKnite S, von Briesen C, Sparks CW, Conrad CJ, Provo TA, Lurie KG. Hyperventilation-induced hypotension during cardiopulmonary resuscitation.*Circulation*. 2004;109:1960–1965

6.- Wang HE, Simeone SJ, Weaver MD, Callaway CW. Interruptions in cardiopulmonary resuscitation from paramedic endotracheal intubation. *Ann Emerg Med*. 2009;54:645–652 e641.

7.- Kern KB, Hilwig RW, Berg RA, Sanders AB, Ewy GA. Importance of continuous chest compressions during cardiopulmonary resuscitation: improved outcome during a simulated single lay-rescuer scenario. *Circulation*. 2002;105:645–649.

8.- Wik L, Kramer-Johansen J, Myklebust H, Sorebo H, Svensson L, Fellows B, Steen PA. Quality of cardiopulmonary resuscitation during out-of-hospital cardiac arrest. *JAMA*. 2.005;293:299–304.

9.- Valenzuela TD, Kern KB, Clark LL, Berg RA, Berg MD, Berg DD, Hilwig RW, Otto CW, Newburn D, Ewy GA. Interruptions of chest compressions during emergency medical systems resuscitation. *Circulation*. 2.005;112:1259–1265.

10.- Garza AG, Gratton MC, Salomone JA, Lindholm D, McElroy J, Archer R. Improved patient survival using a modified resuscitation protocol for out-of-hospital cardiac arrest. *Circulation*. 2009;119:2597–2605.

11.- Sayre MR, Berg RA, Cave DM, Page RL, Potts J, White RD. Hands-only (compression-only) cardiopulmonary resuscitation: a call to action for bystander response to adults who experience out-of-hospital sudden cardiac arrest: a science advisory for the public from the American Heart Association Emergency Cardiovascular Care Committee. *Circulation*. 2008;117:2162–2167.

Soporte vital avanzado en el adulto: Recomendaciones ILCOR 2.010 (1ª Parte)

Carmen Camacho Leis

Ramón De Elias Hernández

El **Soporte Vital Avanzado** (*SVA*) constituye uno de los eslabones de la **cadena de supervivencia** que incluye acciones encaminadas a **prevenir, tratar y mejorar la supervivencia** de los pacientes que sufren una Parada Cardiaca (*PCR*). Para el tratamiento de la PCR, el SVA debe estar apoyado por un rápido reconocimiento de la PCR, la activación temprana de los Sistemas de respuesta de Emergencias Médicas, un adecuado Soporte Vital Básico, una rápida Desfibrilación y los Cuidados Post-Resucitación, es decir el resto de los eslabones de la cadena de supervivencia. Estos son los factores que, unidos, influyen de una forma determinante en la supervivencia (alrededor de 7,6% al alta hospitalaria[1,2]) que presentan los pacientes que sufren una PCR.

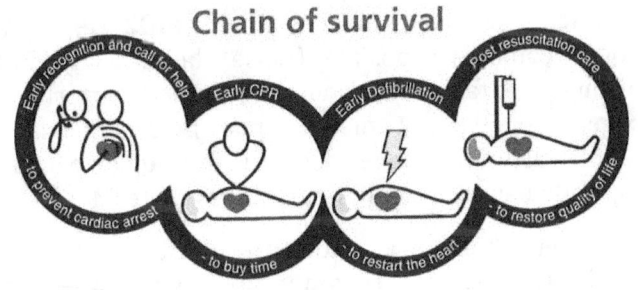

Cadena de Supervivencia. ERC.

Tras la revisión del documento internacional de Consenso [3], las guías publicadas por European Resuscitation Council (*ERC*) [4] y American Heart Association (*AHA*) [5], hemos resumido los principales cambios en cuanto a SVA agrupándolos en cuatro grupos. Los dos primeros los comentaremos en esta primera parte.

Principales cambios en cuanto a SVA:

- **Vía Aérea y Ventilación.**
- **Algoritmos y tratamiento de la PCR.**
- **Bradiarritmias y Taquiarritmias sintomáticas.**
- **Situaciones Especiales.**

Vía aérea y ventilación

Se destaca que el manejo de la **vía aérea avanzada no debería retrasar la RCP ni la desfibrilación** en PCR por FV (Clase I, LOE C).

Aunque no hay estudios que establezcan la presión óptima de oxígeno inspirado durante la PCR, se recomienda el uso empírico de una **FiO2 de 1** tan pronto como sea posible (Clase IIa, LOE C). ERC concluye que tan pronto como la saturación arterial de Oxígeno pueda ser medida por pulsioximetría o analítica arterial se debe adecuar la fracción de oxígeno inspirado para conseguir saturaciones entre 94 y 98 %.

En el momento actual, **no existe evidencia suficiente para recomendar suprimir las ventilaciones en la RCP** para profesionales de la salud, aunque algunos estudios avalan que la ventilación pasiva con apertura de la vía aérea y administración de oxígeno con mascarilla que se consigue administrando compresiones de forma no interrumpida durante los primeros seis minutos de RCP extrahospitalarias podría aumentar la supervivencia [6,7,8].

AHA y ERC no recomiendan el uso rutinario de la presión cricoidea porque puede impedir la ventilación o la colocación de dispositivos avanzados de vía aérea. (Clase III, LOE C).

La monitorización continua de la **onda de capnografía** junto a la comprobación clínica clásica (condensación en tubo orotraqueal, elevación de los hemitórax, sonidos respiratorios en la auscultación pulmonar y ausencia de ruidos en epigastrio) para **confirmar y monitorizar correctamente la posición del tubo endotraqueal** (Clase I, LOE A). Además, la onda de capnografía es adecuada para **valorar la calidad de las compresiones** en la RCP (valores mantenidos por debajo de 10 mmHg deben hacernos reconsiderar la calidad de la RCP que se está administrando) y si los valores ascienden de una forma brusca a 35-45 mmHg constituyen un buen **indicador de recuperación de pulso espontáneo** (*ROSC*) [9,10].

La frecuencia de ventilaciones tras el uso de un dispositivo avanzado de vía aérea sigue sin cambios, 1 ventilación cada 6 u 8 segundos (8 a 10 ventilaciones por minuto) sin pausas en las compresiones. Se insiste en evitar la hiperventilación debido al compromiso que causa en el retorno venoso y en el gasto cardiaco.

El tubo laríngeo o el tubo traqueo-esofágico (Combitube) y la mascarilla laríngea son alternativas aceptables a la ventilación con bolsa mascarilla o a la intubación orotraqueal (Clase IIa-b LOE A- C). Si se trata de personal entrenado y experimentado se recomienda la IOT como manejo más adecuado para la vía aérea en PCR (Clase I, LOE B). Se recomienda interrumpir el mínimo tiempo las compresiones torácicas para aislar vía aérea (esta pausa no debería exceder de 10 segundos).

Algoritmos y tratamiento de la PCR

La AHA propone un nuevo algoritmo circular (figura 1) junto al árbol tradicional (figura 2) para facilitar la memorización y el aprendizaje de los mismos. Los dos algoritmos han sido simplificados y rediseñados para enfatizar la importancia de la RCP de calidad. Las interrupciones deberían ser lo más cortas posibles y sólo para comprobar el ritmo, desfibrilar, comprobar pulso si se detecta actividad organizada o para colocar dispositivo de vía aérea avanzada.

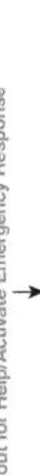

Figura 1.- Algoritmo circular para SVA. AHA 2.010.

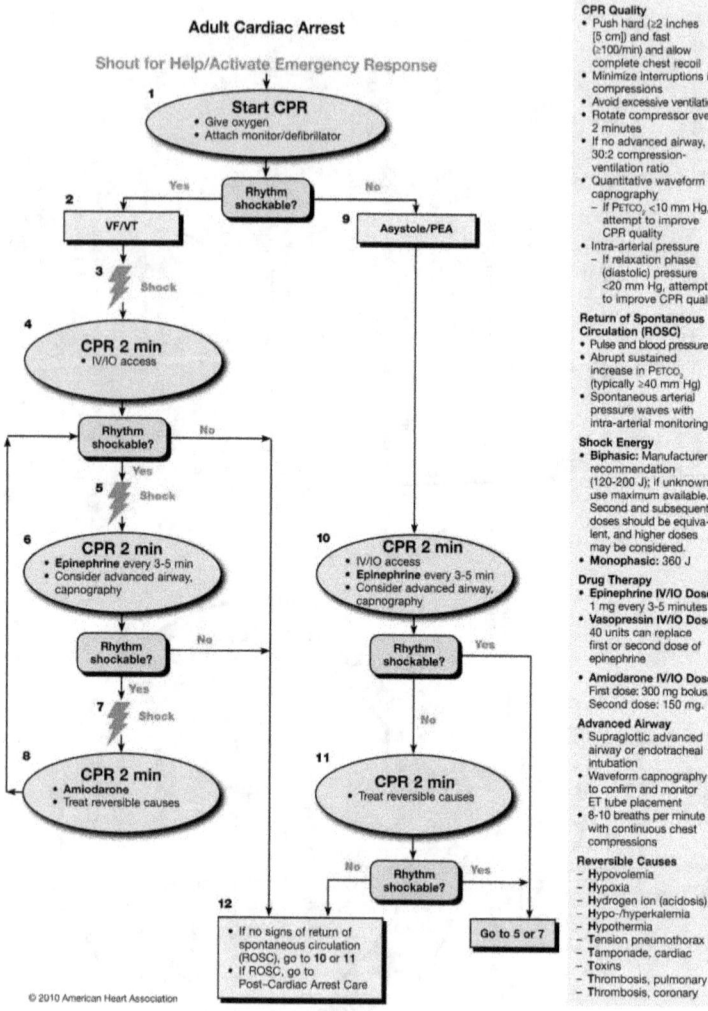

Figura 2.- Algoritmo SVA. AHA 2.010.

El ERC añade al algoritmo clásico de SVA (figura 3.), el nuevo algoritmo de PCR Intrahospitalaria (figura 4.) que incluye la llamada al equipo de resucitación tras detectar que el paciente no tiene signos vitales. La constitución de este equipo de respuesta según se afirma en el texto depende de los protocolos locales.

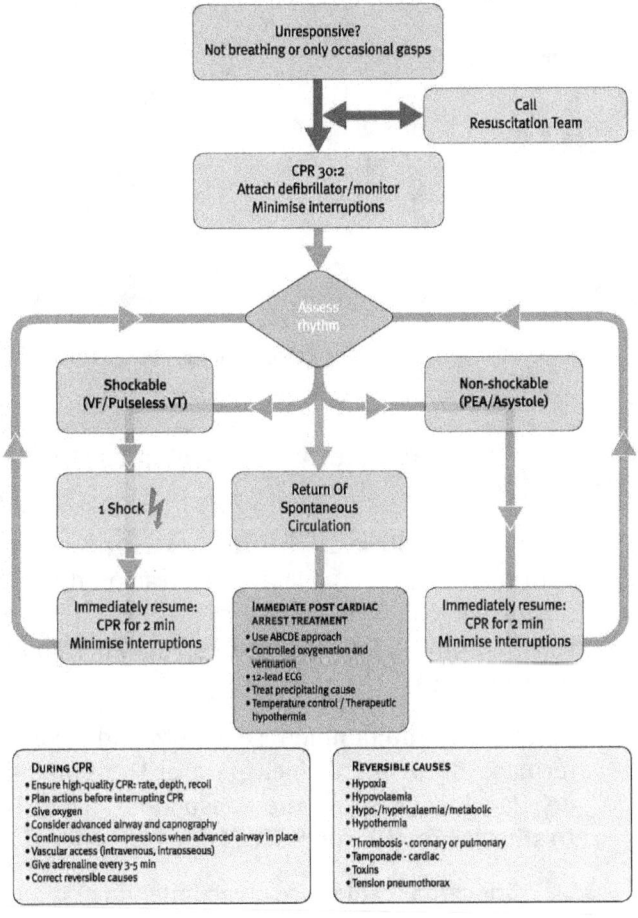

Figura 3.- Algoritmo SVA. ERC 2.010

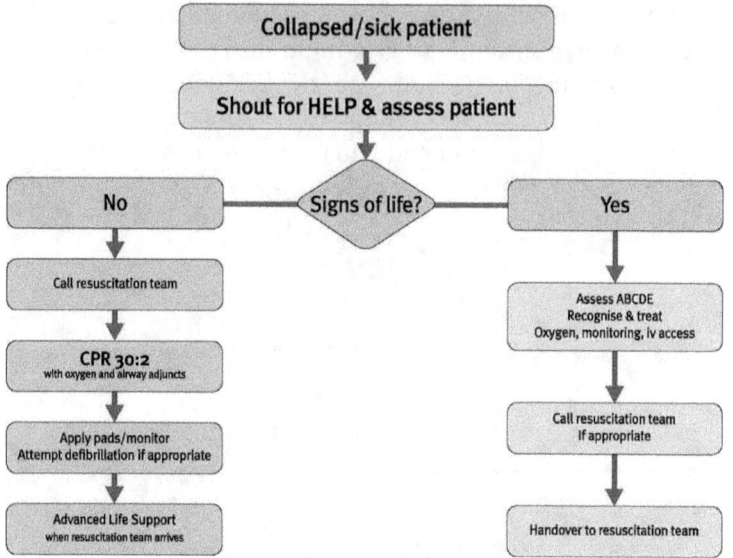

Figura 4.- Algoritmo PCR Intrahospitalaria. ERC 2.010.

Respecto al **tratamiento farmacológico de la FV/TV**, se recomienda:

- La administración de **vasopresores** (Adrenalina) [11] si tras la administración de una desfibrilación y 2 minutos de RCP no se recupera pulso. Las dosis de 1 mg iv en bolo se mantienen cada 3-5 minutos.

- La **amiodarona** también se recomienda como fármaco de primera línea para el tratamiento de la FV/TV que no responde a RCP, Desfibrilación y vasopresor (Clase IIb, LOE A).

- La lidocaina sólo se recomienda si la amiodarona no está disponible (Clase IIb, LOE B).

- El **Sulfato de Magnesio** para Torsades de Pointes asociada a QT largo (Clase IIb, LOE B).

En cuanto al **tratamiento farmacológico de la asistolia o AESP**:

- **No se recomienda el uso de atropina de forma rutinaria** (Clase IIb, LOE B).
- Se recomienda el uso de **vasopresores** (Adrenalina) (Clase IIb, LOE A) a dosis de 1 mg cada 3-5 minutos.

Se destaca la necesidad de buscar y tratar en todos los ritmos la causa de la PCR como punto clave del éxito del tratamiento.

La **ecografia transtorácica y transesofágica** constituye tanto para ILCOR, ERC y AHA una técnica con una utilidad potencial en el **diagnóstico de las causas** reversibles de PCR y en la toma de decisiones para el tratamiento (Clase IIb, LOE C) [12].

Se recomienda tanto la **vía intravenosa como la intraósea** (ambas con similares efectos) por encima de la administración de fármacos por vía endotraqueal. Los accesos centrales son sólo una contraindicación relativa para la fibrinolisis en pacientes con Síndrome Coronario Agudo (*SCA*).

El **Bicarbonato de Sodio no se recomienda de rutina** en la PCR (Clase III, LOE B) excepto en situaciones como sobredosis de antidepresivos tricíclicos, hipercaliemia o acidosis metabólica preexistente a dosis de 1 mEq/kg. Sin embargo, se recomienda su uso guiado por analítica de gases en sangre.

La **terapia fibrinolitica no debe usarse de rutina en la PCR** (Clase III, LOE B), pero se recomienda en casos de sospecha oEmbolismo pulmonar conocido (Clase IIa, LOE B).

Se mantiene la **no recomendación del uso del marcapasos de forma rutinaria** (Clase III, LOE B).

Bibliografía

1.- Rhythms and outcomes of adult in-hospital cardiac arrest. Meaney PA, Nadkarni VM, Kern KB, Indik JH, Halperin HR, Berg RA. Crit Care Med 2.010 Jan; 38(1):101-8.

2.- Sasson C, Rogers MA, Dahl J, Kellermann AL. Predictors of survival from out-of-hospital cardiac arrest: a systematic review and meta-analysis. Circ Cardiovasc Qual Outcomes. 2.010;3:63–81.

3.- Deakin D.D: et al. Adult life support. 2.010 International Consensus on Cardiopulmonary Resuscitation and Emergency Cardiovascular Care Science With Treatment Recommendations. Resuscitation 2.010;81S:e93-e174.

4.- Deakin CD et al. European Resuscitation Council Guidelines for Resuscitation 2.010. Resuscitation 2.010;81:1219-1276.

5.- Neumar et al. Adult Advanced Life Support: 2.010 American Heart Association Guidelines for Cardiopulmonary Resuscitation and Emergency Cardiovascular Care. Circulation 2.010;122:S729-S767.

6.- Kellum MJ, Kennedy KW, Ewy GA. Cardiocerebral resuscitation improves survival of patients with out-of-hospital cardiac arrest. Am J Med. 2006;119:335–340.

7.- Kellum MJ, Kennedy KW, Barney R, Keilhauer FA, Bellino M, Zuercher M, Ewy GA. Cardiocerebral resuscitation improves neurologically intact survival of patients with out-of-hospital cardiac arrest. Ann Emerg Med. 2008;52:244–252.

8.- Bobrow BJ, Ewy GA, Clark L, Chikani V, Berg RA, Sanders AB, Vadeboncoeur TF, Hilwig RW, Kern KB.

Passive oxygen insufflation is superior to bag-valve-mask ventilation for witnessed ventricular fibrillation out-of-hospital cardiac arrest. Ann Emerg Med. 2009;54:656–662.

9.- Callaham M, Barton C. Prediction of outcome of cardiopulmonary resuscitation from end-tidal carbon dioxide concentration. Crit Care Med. 1990;18:358–362.

10.- Pokorna M, Necas E, Kratochvil J, Skripsky R, Andrlik M, Franek O. A sudden increase in partial pressure end-tidal carbon dioxide PETCO2 at the moment of return of spontaneous circulation. J Emerg Med. 2009;38:614–621.

11.- Olasveengen TM, Sunde K, Brunborg C, Thowsen J, Steen PA, Wik L. Intravenous drug administration during out-of-hospital cardiac arrest: a randomized trial. JAMA. 2009;302:2222–2229.

12.- Niendorff DF, Rassias AJ, Palac R, Beach ML, Costa S, Greenberg M. Rapid cardiac ultrasound of inpatients suffering PEA arrest performed by nonexpert sonographers. Resuscitation. 2.005;67:81–87.

Soporte vital avanzado en el adulto: Recomendaciones ILCOR 2.010 (2ª parte)

Carmen Camacho Leis

Ramón De Elias Hernández

Como comentamos en la primera parte, el Soporte Vital Avanzado (SVA) es **uno de los eslabones** de la cadena de supervivencia que incluye acciones encaminadas a **prevenir, tratar y mejorar la supervivencia** de los pacientes que sufren una Parada Cardiaca (*PCR*) (alrededor de 7,6% al alta hospitalaria [1, 2]).

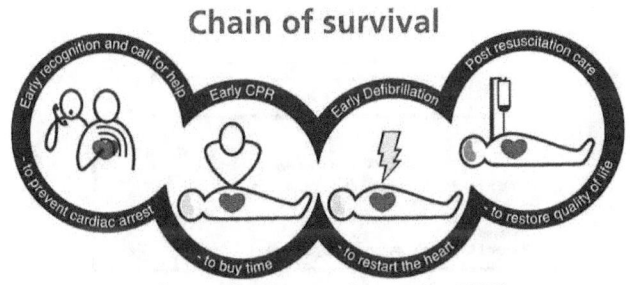

Cadena de Supervivencia. ERC.

Continuamos con la revisión de los principales cambios en cuanto a SVA del documento internacional de Consenso [3] y de las guías publicadas por European Resuscitation Council (ERC) [4] y American Heart Association (AHA) [5] y tras comentar manejo de la vía aérea, ventilación y algoritmos de ritmos desfibrilables y no desfibrilables en la primera parte, resumimos ahora los siguientes apartados:

- **Bradiarritmias y Taquiarritmias sintomáticas.**

- **Situaciones Especiales.**

Bradiarritmias y Taquiarritmias sintomáticas

Se enfatiza en la importancia de la **evaluación clínica** y los principios más importantes del tratamiento mediante algoritmos rediseñados.

Bradicardia

Se propone **atropina** (0,5 mg. iv.) como el tratamiento de elección de la bradicardia sintomática (Clase IIa, LOE B).

Si no responde a atropina, debe iniciarse el tratamiento con **agonistas beta adrenérgicos (dopamina o adrenalina) o iniciar el marcapasos transcutáneo** (Clase IIa, LOE B).

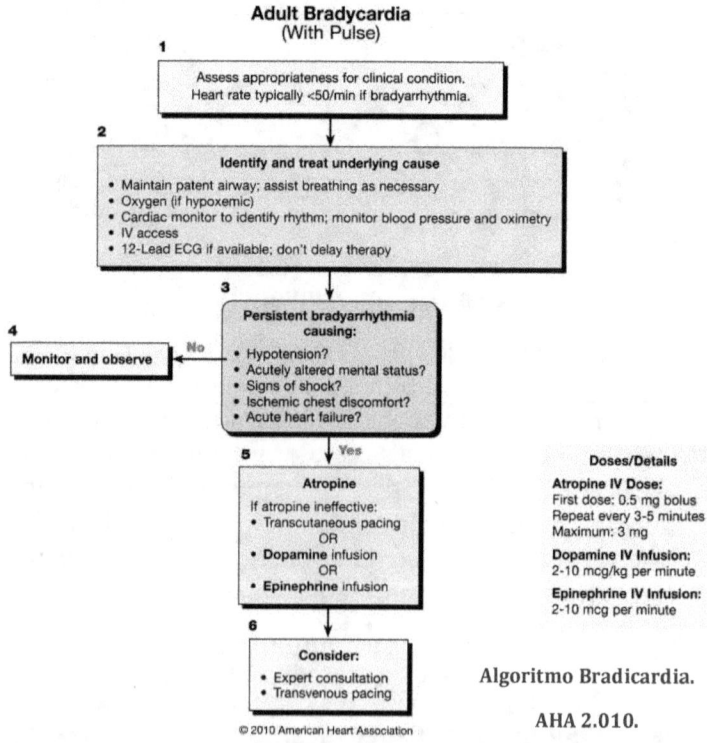

Algoritmo Bradicardia.

AHA 2.010.

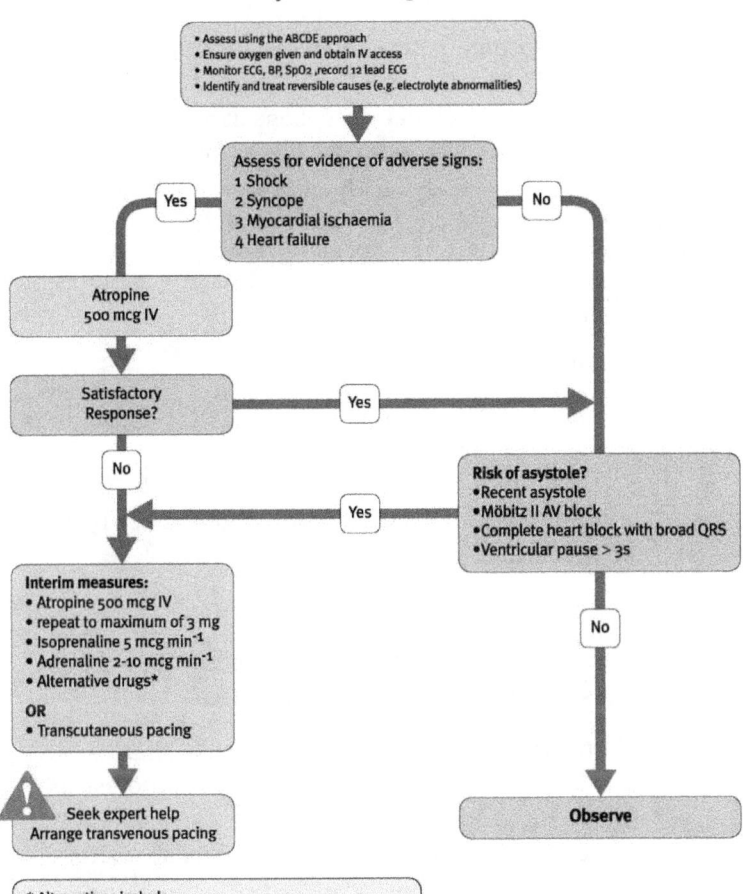

Algoritmo Bradicardia.
ERC 2.010.

Taquicardia

Se sigue recomendando la **cardioversión** en todos los casos en que el paciente esté **inestable** (bajo sedación previa en el paciente consciente). Tanto el ERC como la AHA proponen elevar los niveles de energía tras cada choque sin éxito, aunque existen pequeñas diferencias en cuanto a los niveles de energía recomendados.

El ERC propone:

- Si *complejo ancho o Fibrilación auricular*: comenzar por 200 J con energía monofásica ó 120-150 J en bifásica.

- Si *flutter auricular o taquicardia supraventricular paroxística*: comenzar con 100 J monofásica ó 70-120 J bifásica.

La AHA propone:

- *Fibrilación auricular*: Energía bifásica 120 – 200 J (Clase IIa ,LOE A), ó 200 J monofásica.

- *Flutter auricular y otras TSV*: Energía bifásica 50 – 100 J. La cardioversión con ondas monofásicas (Clase IIa, LOE B) debe comenzar con 200 J e ir aumentando de forma gradual si no existe éxito.

- *TV monomorfa y regular* con pulso e inestable: Energía bifásica/monofásica de 100 J (Clase IIb, LOE C).

- *TV polimórfica*: Dosis de desfibrilación no sincronizada.

Si el paciente está **estable**:

- *Complejo estrecho regular*: los dos algoritmos proponen **maniobras vagales** (exitosas en el 25

% de los casos) y **adenosina** a las mismas dosis que antes (6mg-12 mg-12 mg i.v.).

- *Complejo estrecho irregular*: control de la frecuencia con **betabloqueantes o antagonistas del calcio**. Se considera la amiodarona o la digoxina si existen signos de insuficiencia cardiaca.

- *Complejo ancho regular*:

  • La AHA propone administrar **adenosina** (Clase IIb, LOE B) como posible diagnóstico y tratamiento.

  • El ERC también si se ha confirmado previamente TSV con conducción aberrante.

  • En ambos algoritmos se continúa proponiendo el tratamiento con **Amiodarona** (Clase IIb, LOE B), pero AHA propone como primera elección **procainamida** (Clase IIa, LOE B).

- *Complejo ancho irregular*:

  • ERC propone consultar a un experto, destacando que las posibilidades son: FA con conducción aberrada (tratamiento como complejo estrecho), Sdr. de preexcitación (amiodarona) y TV polimórfica (si torsades administrar Magnesio).

  • AHA: Si QT largo recomienda magnesio y/o betabloqueantes, si no existe QT largo indica que la mayoría son por isquemia miocárdica y están indicados los betabloqueantes o la amiodarona (Clase IIb, LOE C).

Algoritmo Taquicardias. AHA 2.010.

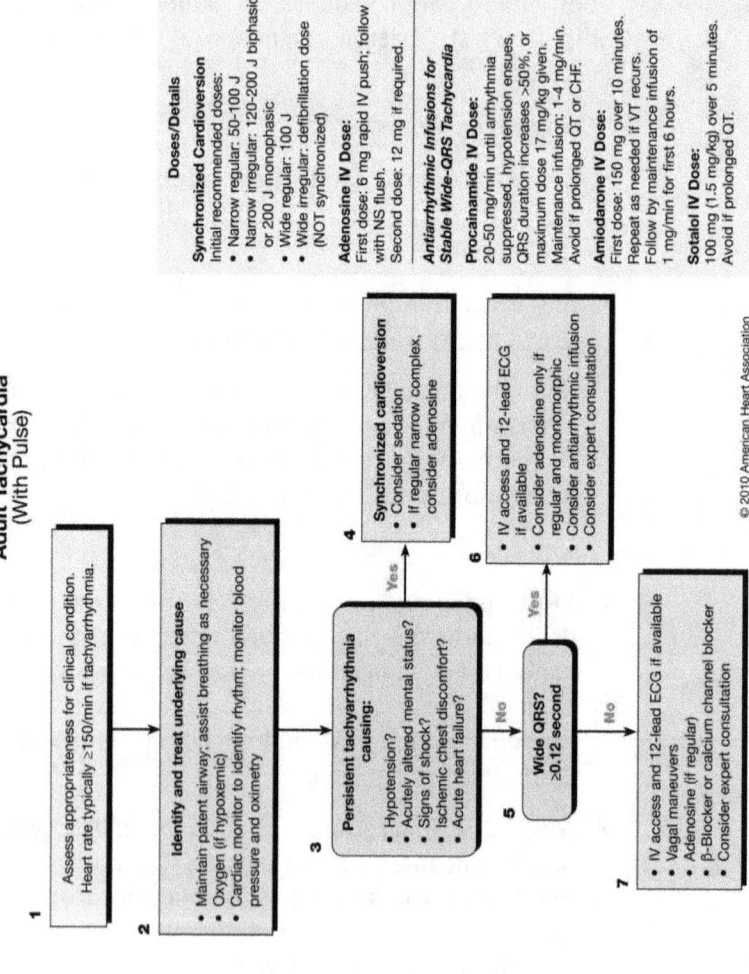

Algoritmo Taquicardias. ERC 2.010.

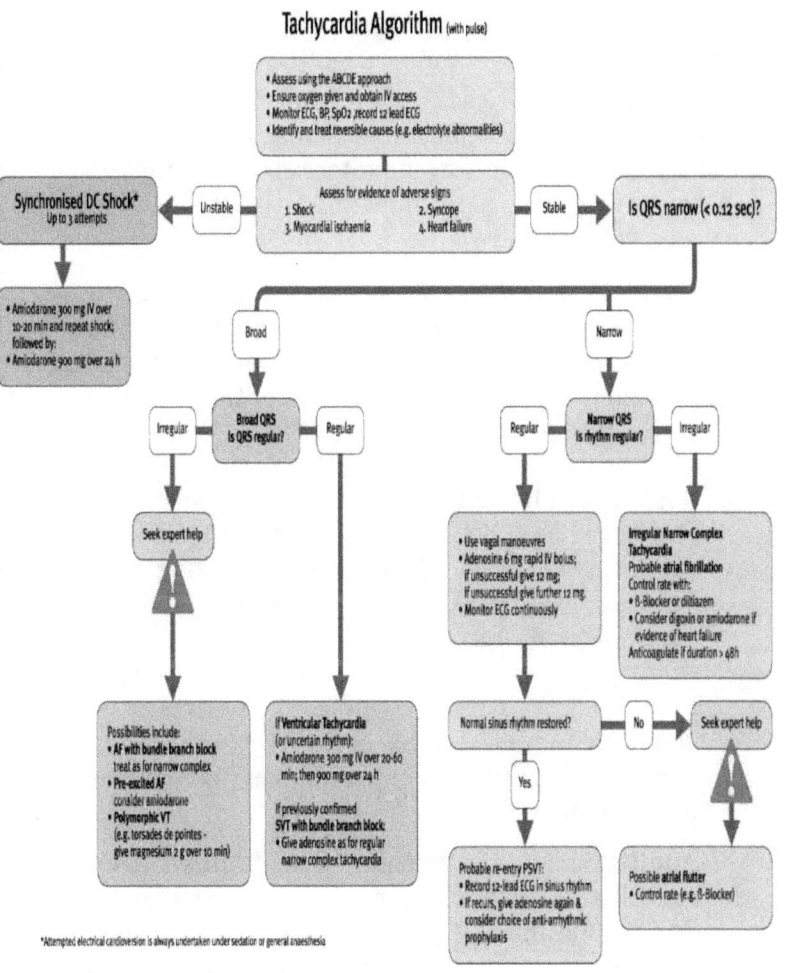

Situaciones Especiales

Se describen algunas circunstancias especiales que rodean al PCR y que conllevan ciertas consideraciones a tener en cuenta, estas son: asma, anafilaxia, embarazo, obesidad mórbida (nuevo), embolia pulmonar (nuevo), desequilibrio electrolítico, ingestión de sustancias tóxicas, traumatismo, hipotermia accidental, avalancha (nuevo), ahogamiento, descargas eléctricas/alcance de rayos, intervención coronaria percutánea (nuevo), taponamiento cardíaco (nuevo) y cirugía cardíaca (nuevo).

- **Asma:** No hay diferencias en cuanto a los efectos de la inhalación continua frente a la intermitente de **beta agonistas**, pero en casos severos se recomienda como más efectiva la **continúa** y junto con **anticolinérgico**. También se insiste en la **administración temprana de corticoides iv. a dosis más elevadas** de las usadas habitualmente (Metilprednisolona 140 mg. o DXM 10 mg.). Se propone el uso de **sulfato de magnesio** nebulizado en casos muy severos iv (2g en 20 min.). La **ketamina** no ofrece ventajas en el tratamiento habitual, pero si en los casos en que es necesaria la IOT. El método adecuado de ventilación en el asma es la **BiPAP** considerando que la **hipercapnia permisiva** reduce el barotrauma.

- **Anafilaxia:** Se recomienda la **administración agresiva de fluidos** (Clase IIa, LOE C) y **perfusión de adrenalina** (5-15 mcg./min.). Es razonable considerar la administración de **adrenalina iv.** (adrenalina iv 0,05-0,1 mg.), debido a que los efectos de la adrenalina im. o subcutánea se ven en torno a unos 15 minutos después del shock (Clase

IIb, LOE C) siempre debe administrarse con **monitorización hemodinámica** (Clase I, LOE B).

- **Gestación:** AHA propone un algoritmo para la PCR en embarazo. Se consideran causas propias de PCR en la gestación. Si no hay ROSC en 4 minutos se recomienda **Cesárea de emergencia** (Clase IIb, LOE C).

- **PCR Traumática:** Toracotomía puede estar indicada en pacientes seleccionados para lesiones penetrantes y por arma de fuego (tasa de supervivencia de 7,8 %).

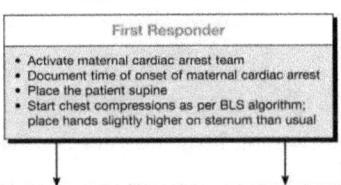

Algoritmo de la PCR en la gestante. AHA 2.010.

Bibliografía

1.- Rhythms and outcomes of adult in-hospital cardiac arrest. Meaney PA, Nadkarni VM, Kern KB, Indik JH, Halperin HR, Berg RA. Crit Care Med 2.010 Jan; 38(1):101-8.

2.- Sasson C, Rogers MA, Dahl J, Kellermann AL. Predictors of survival from out-of-hospital cardiac arrest: a systematic review and meta-analysis. Circ Cardiovasc Qual Outcomes. 2.010;3:63–81.

3.- Deakin D.D: et al. Adult life support. 2.010 International Consensus on Cardiopulmonary Resuscitation and Emergency Cardiovascular Care Science With Treatment Recommendations. Resuscitation 2.010;81S:e93-e174.

4.- Deakin CD et al. European Resuscitation Council Guidelines for Resuscitation 2.010. Resuscitation 2.010;81:1219-1276.

5.- Neumar et al. Adult Advanced Life Support: 2.010 American Heart Association Guidelines for Cardiopulmonary Resuscitation and Emergency Cardiovascular Care. Circulation 2.010;122:S729-S767.

6.- Kellum MJ, Kennedy KW, Ewy GA. Cardiocerebral resuscitation improves survival of patients with out-of-hospital cardiac arrest. Am J Med. 2006;119:335–340.

7.- Kellum MJ, Kennedy KW, Barney R, Keilhauer FA, Bellino M, Zuercher M, Ewy GA. Cardiocerebral resuscitation improves neurologically intact survival of patients with out-of-hospital cardiac arrest. Ann Emerg Med. 2008;52:244–252.

8.- Bobrow BJ, Ewy GA, Clark L, Chikani V, Berg RA, Sanders AB, Vadeboncoeur TF, Hilwig RW, Kern KB.

Passive oxygen insufflation is superior to bag-valve-mask ventilation for witnessed ventricular fibrillation out-of-hospital cardiac arrest. Ann Emerg Med. 2009;54:656–662.

9.- Callaham M, Barton C. Prediction of outcome of cardiopulmonary resuscitation from end-tidal carbon dioxide concentration. Crit Care Med. 1990;18:358–362.

10.- Pokorna M, Necas E, Kratochvil J, Skripsky R, Andrlik M, Franek O. A sudden increase in partial pressure end-tidal carbon dioxide PETCO2 at the moment of return of spontaneous circulation. J Emerg Med. 2009;38:614–621.

11.- Olasveengen TM, Sunde K, Brunborg C, Thowsen J, Steen PA, Wik L. Intravenous drug administration during out-of-hospital cardiac arrest: a randomized trial. JAMA. 2009;302:2222–2229.

12.- Niendorff DF, Rassias AJ, Palac R, Beach ML, Costa S, Greenberg M. Rapid cardiac ultrasound of inpatients suffering PEA arrest performed by nonexpert sonographers. Resuscitation. 2.005;67:81–87.

Soporte Vital Básico en el paciente Pediátrico: Recomendaciones ILCOR 2.010

Sara Hervilla Ezquerra

Eugenio Martínez Hurtado

La resucitación cardiopulmonar (*RCP*) llevada a cabo en el medio extrahospitalario por personal no experto de forma precoz y efectiva ha demostrado una reanimación eficaz sin daño neurológico en los niños hasta en el 70% de las ocasiones [1]. Además, también se ha observado supervivencias del 20-30% en casos de fibrilación ventricular (*FV*) primaria [2].

La *"Cadena de Supervivencia"* para el paciente pediátrico está formada por los siguientes eslabones:

- **Usar asientos de seguridad para niños.**
- **Reanimación cardiopulmonar (RCP) precoz.**
- **Activación del sistema de emergencias (SEM).**
- **Soporte Vital Avanzado.**
- **Cuidados post-reanimación.**

No obstante, sólo un 30-50% de los lactantes y niños que sufren una parada cardiaca extrahospitalaria reciben RCP urgente por personal no experto, y muchos de los que sí lo reciben, a pesar de sobrevivir, padecen secuelas neurológicas posteriores.

En los lactantes, la principal causa de muerte son las malformaciones congénitas, complicaciones debidas a la prematuridad y el síndrome de muerte súbita del lactante (*SMSL*), mientras que para los niños a partir de 1 año de edad los accidentes se convierten en la primera causa de muerte. La supervivencia a una parada cardíaca traumática es rara, por lo que hay que hacer hincapié en la prevención de los accidentes.

En general, la supervivencia de los lactantes parada cardiaca extrahospitalaria ronda el 4%, la de los niños el 10% y los adolescentes se sitúan en el 13% [3].

Las cifras de las paradas cardiacas hospitalarias son algo mejores, con supervivencias en torno al 27% [4].

Con estos datos, el Grupo de Trabajo ILCOR 2.010 encargado de revisar el Soporte Vital Pediátrico (*SVP*) analizó 55 preguntas relacionadas con la resucitación pediátrica.

Muchos de los aspectos clave del SVP revisado en 2.010 son similares a los del Soporte Vital del Adulto (*SVA*). Tras revisar el documento internacional de consenso [5] y las guías publicadas tanto por el European Resuscitation Council (*ERC*) [6] como por la American Heart Association (*AHA*) [7], hemos agrupado los cambios más importantes o los "*toques de atención*" que el comité de expertos ha emitido respecto a las recomendaciones para la resucitación pediátrica publicadas en 2.005 en los siguientes apartados:

- **Equipos de respuesta rápida en el entorno de pacientes pediátricos.**
- **Reconocimiento y Actuación ante el paro cardiaco.**
- **Calidad de las compresiones torácicas.**
- **Desfibriladores externos automáticos (DEAs) en niños.**
- **Seguridad de los tubos traqueales con balón.**
- **Presión cricoidea durante la intubación traqueal.**
- **Monitorización de dióxido de carbono espirado, idealmente mediante capnografía.**
- **Riesgo de la hiperoxemia.**
- **Manejo del niño con shock séptico.**
- **Estudio de las muertes súbitas, canalopatías y circunstancias especiales.**

Las recomendaciones se clasifican en I, IIA, IIB, III e Indeterminada y el nivel de evidencia científica que las respalda desde LOE 1-5.

Equipos de respuesta rápida en el entorno de pacientes pediátricos

Ambas guías recomiendan que, ante un niño que no responde, no respira (o sólo jadea/boquea) o en el que no se encuentran otros signos de vida, lo primero debe ser siempre pedir ayuda y activar los Equipos de Respuesta Rápida (*RRTs*) y/o los Equipos de Emergencias Médicas (MMTs), ya que han demostrado reducir en los pacientes pediátricos ingresados y monitorizados las tasas de parada cardiaca y respiratoria y la mortalidad intrahospitalaria (LOE 3).

La presencia de la familia durante la resucitación también ha demostrado ser beneficiosa siempre y cuando no interfieran en las maniobras de resucitación (LOE 2 a 5). Sin embargo, cuando la resucitación se realice fuera del hospital debe tenerse en cuenta el impacto negativo de su presencia sobre los Equipos de Emergencia (*EMS*).

Reconocimiento de la parada cardiaca en niños

Dada la dificultad para la palpación del pulso (o su ausencia), éste no debe ser el único signo para decidir si existe una parada cardiaca y la necesidad de realizar compresiones torácicas o no.

Tanto el ERC 2.010 como la AHA 2.010 consideran que los profesionales sanitarios no son capaces de detectar de forma fiable la presencia o ausencia de pulso en menos de 10 segundos en lactantes o niños, el tiempo máximo deseable para tomar la decisión de iniciar la RCP.

Por tanto, si la víctima no responde, no respira (o sólo jadea/boquea) o no se encuentran otros signos de vida, el personal no experto debe comenzar la RCP. El personal entrenado en la técnica puede, además de buscar estos signos vitales, tratar de palpar pulsos para decidir si inicia las compresiones torácicas o no. Pero siempre y cuando les lleve menos de 10 segundos decidirlo. En función de la edad del niño, el pulso se buscará en región carotídea (niños), braquial (lactantes) o femoral (niños y lactantes) (Clase IIa, LOE 3).

Ecocardiografía

No se ha encontrado evidencia suficiente que recomiende el uso del ecocardiograma de forma rutinaria durante la parada cardiaca pediátrica.

Se puede considerar su uso para identificar posibles causas tratables de parada cardiaca siempre que haya personal capacitado y que no se interrumpan las compresiones durante el procedimiento (LOE 4 y 5).

Actuación ante la parada cardiaca en niños

La apertura de la vía aérea y la ventilación son elementos fundamentales en la RCP pediátrica dado que la principal causa de parada en niños es respiratoria, y no hay datos nuevos que modifiquen las recomendaciones ILCOR 2.005 sobre el manejo de la vía aérea, incluyendo el uso de la Mascarilla Facial (*MF*).

La AHA 2.010 advierte de que, a pesar de que la MF es esencial para una RCP, no es recomendable su uso cuando haya un único resucitador. Recomienda además ventilar 1 vez por sg., usando sólo la fuerza y el volumen tidal necesario para elevar el pecho (Clase I, LOE 3), evitando así una ventilación excesiva (Clase III, LOE 3).

El ERC 2.010 por su parte opina que cualquier resucitador con experiencia en RCP pediátrica debe estar capacitado para usar una MF apropiadamente.

Cuando no se logre el control de la vía aérea o la MF no sea efectiva, el ILCOR 2.010 recomienda que el personal entrenado emplee dispositivos supraglóticos (*DSG*).

Las recomendaciones 2.010 de la AHA recomiendan cambiar el clásico ABC (vía Aérea-Ventilación-Circulatorio/Compresiones torácicas) por la secuencia CAB (Circulatorio/Compresiones torácicas-vía Aérea-Ventilación) como en el adulto.

Aunque la causa de parada cardiaca más frecuente en los niños es de origen respiratorio, el iniciar las RCP con las compresiones torácicas tiene varios motivos:

- Todos los reanimadores pueden comenzar las compresiones de forma inmediata. Por el contrario, colocar la cabeza e iniciar las ventilaciones lleva tiempo y retrasa el comienzo de las compresiones torácicas.

- Iniciar las compresiones torácicas sólo implica una pérdida de tiempo mínima para el inicio de la ventilación.

- Simplifica el entrenamiento necesario del personal no experto.

La recomendación de *"Observar, Escuchar y Sentir"* se ha eliminado de la secuencia de la AHA, dado que si el lactante o el niño no responde y no respira (o sólo jadea/boquea) se comenzará directamente con las compresiones torácicas.

Sólo en aquellos casos en los que se encuentra el pulso con total seguridad y el niño no respira (o sólo jadea/boquea) la AHA recomienda dar 12-20 ventilaciones por minuto de rescate (1 ventilación cada 3 a 5 sg.) hasta la recuperación de la respiración espontánea. Y siempre reevaluando el pulso cada 2 minutos sin demorarse más de 10 sg. (Clase IIa, LOE 2).

EL ERC 2.010 sigue, no obstante, recomendando *"abrir la vía área"* y, en caso de no *"Observar, Escuchar y Sentir"* la respiración, dar 5 ventilaciones de rescate.

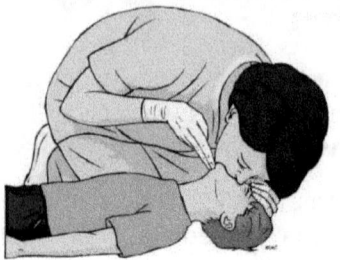 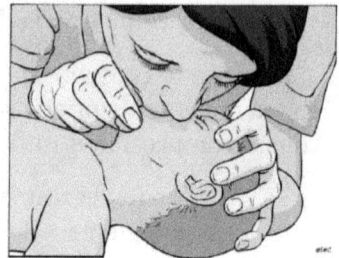

Tanto la AHA como el ERC consideran que la relación Compresión-Ventilación (*CV*) utilizada en niños debe basarse en si están presentes uno o más reanimadores. Los reanimadores profesionales deben aprender y utilizar una relación CV de 30:2 si están solos, o la relación 15:2 si hay 2 profesionales de la salud o no están consiguiendo un número adecuado de compresiones torácicas. A los reanimadores no expertos se les debe enseñar a utilizar una relación de 30:2.

Algoritmo Soporte Vital Básico Pediátrico. ERC 2.010.

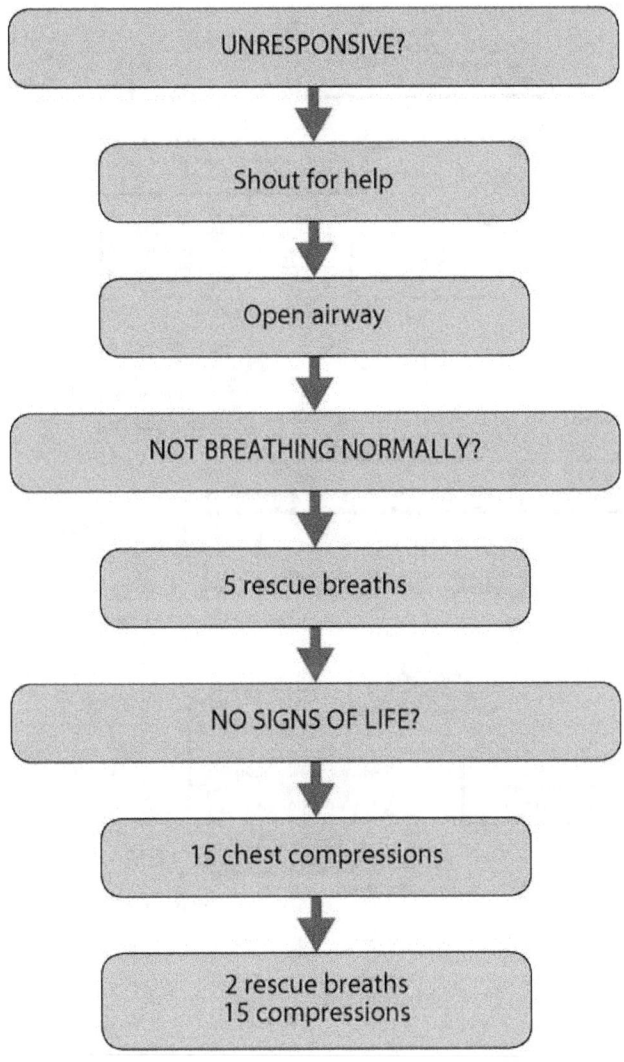

Algoritmo Soporte Vital Básico Pediátrico. AHA 2.010.

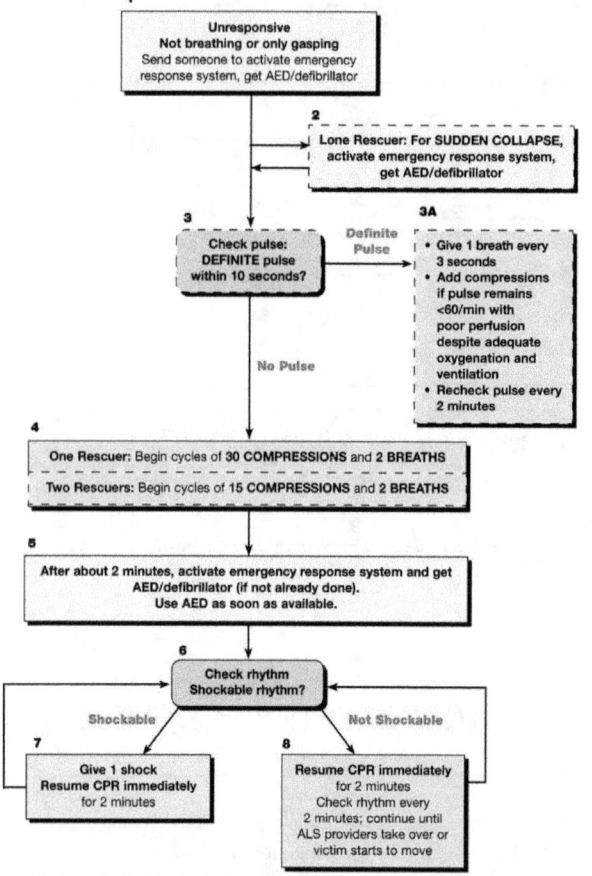

Conseguir compresiones de calidad de una profundidad adecuada con mínimas interrupciones para minimizar el tiempo sin flujo.

Tanto la AHA como el ERC consideran que hay que comprimir el tórax en todos los niños por lo menos 1/3 del diámetro torácico antero-posterior (es decir, aproximadamente 4 cm. en lactantes y unos 5 cm. en niños) (Clase I, LOE C). Se enfatiza la descompresión completa subsiguiente.

Tanto para los lactantes como para los niños la frecuencia de compresión debería ser de al menos 100/min., y el ERC recomienda que no mayor de 120/min.

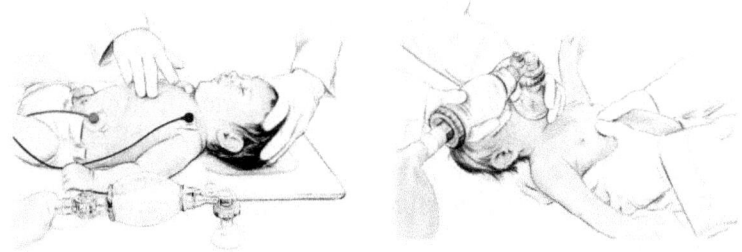

La técnica de compresión para lactantes consiste en compresión con 2 dedos para reanimadores individuales, y cuando haya 2 o más reanimadores puede emplearse la técnica con 2 pulgares rodeando el tórax.

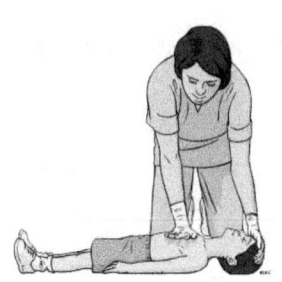
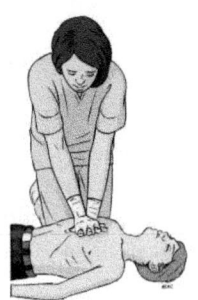

Para niños más mayores, puede utilizarse la técnica de 1 ó 2 manos, según las preferencias del reanimador.

Limitar el riesgo de hiperoxemia

EL ILCOR 2.010 no encuentra evidencia suficiente para recomendar una concentración inspirada de oxígeno específica para ventilar durante la resucitación en las paradas cardiacas de lactantes y niños. Ahora bien, una vez que la circulación espontánea se restablece, considera razonable ajustar la fracción inspirada de oxígeno (*FiO2*) para limitar el riesgo de hiperoxemia (LOE 5).

La AHA 2.010 considera que, hasta que haya más estudios al respecto, es razonable usar una FiO2 del 100% durante la resucitación y, una vez que se restablece la circulación espontánea, monitorizar la saturación de oxígeno (*SatO2*) en sangre arterial para mantener una $SatO_2$ mayor o igual al 94% (Clase IIB, LOE 3). Y, si es posible, humidificar el oxígeno empleado.

El ERC 2.010 por su parte también recomienda usar una FiO2 del 100% para la resucitación, ajustándolo tras la restauración de la respiración espontánea para mantener una SatO2 en sangre arterial de 94 a 98%.

Monitorización de dióxido de carbono espirado (*ETCO2*)

La monitorización del $ETCO_2$ con capnografía continua o capnometría, si se dispone de ella, puede ser beneficiosa para valorar la eficacia de las compresiones torácicas (Clase I, LOE 3). A pesar de que no hay un valor numérico establecido, un valor de $ETCO_2$ <15 mmHg indicaría que hay que mejorar la calidad de las compresiones y evitar la hiperventilación (LOE 4 y 5). En caso de que se administre epinefrina u otro vasoconstrictor hay que tener en cuenta que las cifras de $ETCO_2$ estarán falsamente aumentadas durante 1 o 2 minutos.

En caso de un ascenso brusco de la cifra de $ETCO_2$ hay que comprobar el pulso ante la posibilidad de que se deba al restablecimiento de la circulación espontánea.

La $ETCO_2$ es también útil para confirmar la posición correcta del tubo traqueal en caso de que se precise una intubación orotraqueal (*IOT*) (Clase IIa, LOE 3), y es recomendable durante los traslados (Clase IIb, LOE 3).

Uso de los Desfibriladores Externos Automáticos (*DEAs*)

El ILCOR 2.010 ha evaluado el tema de la desfibrilación, incluyendo la seguridad y efectividad las descargas aplicadas, un choque versus varios, uso de los DEAs en niños menores de 1 año, y el tipo, tamaño y posición de las palas. Encontraron pocos estudios nuevos, con una evidencia científica LOE 3 a 5; los datos fueron en general contradictorios, y ninguno aclaró la seguridad y efectividad de la energía óptima necesaria para los choques.

Por tanto, las nuevas recomendaciones son un único choque inicial de 2 a 4 J/kg. (LOE 5).

No hay cambios en el tamaño o posición de las palas, aunque parece que un mayor tamaño de las mismas (12×12 cm. frente a 8×8 cm.) aumenta las tasas de éxito y disminuye la impedancia transtorácica, lo cual aumenta la corriente transtorácica y, en teoría, transmiocárdica (LOE 3 a 5).

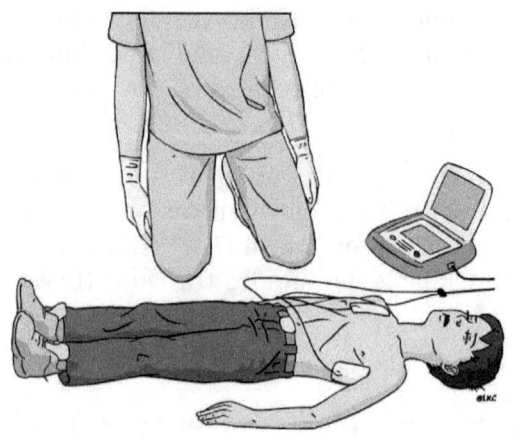

Por último, recomiendan usar, en orden de preferencia, desfibriladores manuales --> DEAs con atenuador de descargas --> DEAs sin atenuador de descargas (LOE 4 y 5).

Con estas recomendaciones, la AHA 2.010 ha incluido los DEAs en su protocolo de Soporte Vital Básico Pediátrico mientras que el ERC 2.010 lo deja para su algoritmo de Soporte Vital Avanzado Pediátrico.

La AHA 2.010 recomienda los desfibriladores manuales en los lactantes en lugar de un DEA cuando el ritmo desfibrilable es identificado por un profesional de la salud entrenado (Class IIB, LOE 3). Se recomienda un primer choque de 2 J/kg. Si se necesita un segundo choque, se aplicarán 4 J/kg. Incluso se aceptan niveles más altos de energía, pero sin exceder los 10 J/kg. o la dosis máxima para un adulto (aunque la AHA 2.010 lo indica en su algoritmo para SVAP).

Aún hay pocos datos que avalen la seguridad del uso de DEA en lactantes (Class IIb, LOE 3).

Los reanimadores deben coordinar las compresiones y el choque para minimizar las interrupciones, comenzando siempre con las compresiones. El DEA puede, además, ayudar a reanalizar la existencia de pulso cada 2 minutos.

El ERC 2.010 por su parte no incluye los DEAs en el algoritmo de SVBP aunque considera que son seguros y eficaces cuando se utilizan en niños mayores de 1 año. Resto de recomendaciones igual que ILCOR y AHA 2.010.

Bibliografía

1.- Friesen RM, Duncan P, Tweed WA, Bristow G. Appraisal of pediatric cardiopulmonary resuscitation. Can Med Assoc J. 1982;126:1055–1058.

2.- Mogayzel C, Quan L, Graves JR, Tiedeman D, Fahrenbruch C, Herndon P. Out-of-hospital ventricular fibrillation in children and adolescents: causes and outcomes. Ann Emerg Med. 1995;25:484–491.

3.- Atkins DL, Everson-Stewart S, Sears GK, Daya M, Osmond MH, Warden CR, Berg RA. Epidemiology and outcomes from out-of-hospital cardiac arrest in children: the Resuscitation Outcomes Consortium Epistry-Cardiac Arrest. Circulation. 2009;119:1484–1491.

4.- Nadkarni VM, Larkin GL, Peberdy MA, Carey SM, Kaye W, Mancini ME, Nichol G, Lane-Truitt T, Potts J, Ornato JP, Berg RA. First documented rhythm and clinical outcome from in-hospital cardiac arrest among children and adults. JAMA. 2006;295:50–57.

5.- Nolan JP et al. 2.010 International Consensus on Cardiopulmonary Resuscitation and Emergency Cardiovascular Care Science With Treatment Recommendations. *Resuscitation* 2.010;81S:e1-e25.

6.- Nolan JP et al. European Resuscitation Council Guidelines for Resuscitation 2.010. *Resuscitation* 2010;81:1219-1276.

7.- Berg MD, Schexnayder SM, Chameides L, Terry M, Donoghue A, Hickey RW, Berg RA, Sutton RM, Hazinski MF. Part 13: Pediatric Basic Life Support 2.010 AHA Guidelines for Cardiopulmonary Resuscitation and Emergency Cardiovascular Care. Circulation. 2.010;122:S862-S875.

Soporte Vital Avanzado en el paciente Pediátrico: Recomendaciones ILCOR 2.010

Eugenio Martínez Hurtado

Sara Hervilla Ezquerra

A diferencia de los adultos, en los niños la parada cardíaca suele ser el resultado final de un fallo respiratorio progresivo o de un shock, por lo que se le denomina también fallo asfíctico[1].

Otro mecanismo de parada cardíaca lo constituyen, hasta en el 5-15% de los casos intra y extrahospitalarios, la Fibrilación Ventricular (*FV*) o la Taquicardia Ventricular rápida sin pulso (*TV*), llegando al 27% de los casos intrahospitalarios. La incidencia disminuye con la edad [2].

La evidencia sugiere que las muertes súbitas en los niños podrían asociarse a anomalías genéticas en los canales iónicos de las células musculares.

La supervivencia a una parada cardíaca infantil intrahospitalario en la década de los 80 era del 9%, en el año 2.000 estaba en torno al 17%, y en el 2.006 al 27%. Sin embargo, la supervivencia extrahospitalaria no se ha modificado sustancialmente, manteniéndose en torno al 6% (3% para lactantes y 9% para niños) [3].

El Soporte Vital Avanzado Pediátrico (*SVAP*) suele desarrollarse en un ambiente donde hay varios reanimadores que se activan rápidamente y desarrollan sus acciones simultáneamente y, donde lo más importante, es lograr que trabajen como un equipo eficaz.

Por tanto, una reanimación exitosa incluirá:

- Un reanimador debe comenzar las compresiones torácicas inmediatamente, mientras otro comienza con la ventilación con Mascarilla Facial con reservorio (Clase I, LOE 3).

- Las compresiones serán adecuadas en ritmo (al menos 100 compresiones por minutos) y profundidad (4 cm. en lactantes y 5 cm. en niños, aprox.), permitiendo la reexpansión completa del pecho, minimizando las interrupciones, evitando la ventilación excesiva y, si es posible, realizándola sobre una superficie dura.

- Mientras un reanimador realiza las compresiones y otro ventila, el resto debe monitorizar al paciente y/o desfibrilar, lograr un acceso vascular y preparar la medicación que vaya a necesitarse. El acceso vascular puede ser una vía intravenosa periférica o central (*IV*) o Intraósea (*IO*).

Tras revisar el documento internacional de consenso [4] y las guías publicadas tanto por el European Resuscitation Council (*ERC*) [5] como por la American

Heart Association (*AHA*) [6], continuamos revisando aquellos cambios más importantes o los "*toques de atención*" que el comité de expertos ha emitido respecto a las recomendaciones para la resucitación pediátrica y, tras ver el SVBP, abordamos el SVAP.

Las recomendaciones se clasifican en I, IIA, IIB, III e Indeterminada y el nivel de evidencia científica que las respalda desde LOE 1-5.

Manejo de la Vía Aérea

Tanto la AHA 2.010 como al ERC 2.010 recomiendan:

- Mantener la vía aérea permeable es fundamental, y se acepta tanto el abordaje por vía orofaríngea como nasofaríngea. Se debe emplear la vía orofaríngea en niños inconscientes, en los que no haya reflejo nauseoso.

- En cuanto a la ventilación, cuando no sea posible con Mascarilla Facial con reservorio y no se pueda llevar a cabo una intubación endotraqueal, se acepta emplear una Mascarilla Laríngea (*ML*) cuando el reanimador tenga experiencia en su uso (Clase IIa, LOE 3), teniendo en cuenta que su uso está asociado a una mayor incidencia de complicaciones en niños que en adultos.

- Ya que no hay datos suficientes sobre la concentración de oxígeno inspirado óptimo, se recomienda ventilar con oxígeno al 100% durante la reanimación (Clase IIa, LOE 3). Una vez se haya restaurado la circulación, se debe monitorizar la saturación de oxihemoglobina arterial (*SaO2*) para regular la concentración de oxígeno, de tal manera que se mantenga igual o superior al 94% (Clase IIb, LOE 3). Hay que tener en consideración aquellas situaciones en las que el pulsioxímetro puede ser poco fiable, como pobre perfusión periférica, envenenamiento por monóxido de carbono, metahemoglobinemia, etc.

Debemos tener en cuenta además:

Empleo de tubos traqueales (TET) con balón versus tubos sin balón

Ambos tipos de TET pueden ser utilizados con seguridad en lactantes y niños pequeños (Clase IIa, LOE 3), y se debe comprobar y evitar presiones excesivas de inflado (se recomiendan presiones menores de 20 mmH2O).

En algunas circunstancias, como pobre complianza pulmonar, alta resistencia de la vía aérea o fuga a nivel dela glotis, tanto la AHA como el ERC recomiendan un TET con balón (Clase IIa, LOE 2).

En cuanto al tamaño del TET, debería ser seleccionado mediante la aplicación de una fórmula validada (aunque el ERC recuerda que puede hacerse en función de la longitud del cuerpo del niño [7]).

Tanto para la AHA 2.010 como para el ERC 2.010 si usamos un TET sin balón en niños < 1 año puede usarse un tubo de 3,5 mm DI y de 4 mm DI entre 1 y 2 años. Por encima de los 2 años el tamaño del TET se estimará con la fórmula (años/4)+4.

Por otro lado, si usamos un TET con balón en niños < 1 año puede usarse un tubo de 3,0 mm DI. En niños de 1 a 2 años puede usarse un tubo de 3,5 mm DI (Clase

IIa, LOE 2). Por encima de los 2 años puede calcularse el TET con balón mediante la fórmula (años/4)+3,5 (Clase IIa, LOE 2).

Recomendaciones para la elección del tamaño del Tubo Endotraqueal con Balón y sin Balón (diámetro interno en mm.)

	Sin balón	Con Balón
Neonatos Prematuros	Edad gestacional en Semanas/10	No se usan
Neonatos a Término	3,5	No suelen usarse
Lactantes	3,5 - 4,0	3,0 - 3,5
Niños de 1 a 2 años	4,0 - 4,5	3,5 - 4,0
Niños > 2 años	(Años/4) + 4,0	(Años/4) + 3,5

Tabla 1. Elección del tamaño del TET.

Presión cricoidea durante la intubación traqueal

No hay suficiente evidencia para recomendar el uso de la presión cricoidea como método para prevenir la aspiración durante la intubación traqueal en niños. Por tanto, la aplicación de presión sobre el cricoides se debe modificar o suspender si interfiere con la ventilación o si complica la intubación (Clase III, LOE 3).

Por otro lado, la AHA 2.010 recomienda aplicar la presión cricoidea en aquellas victimas que no respondan para reducir la entrada de aire al estómago durante la reanimación (Clase IIa, LOE 2). Esto podría requerir la presencia de un tercer reanimador si la presión cricoidea no la puede aplicar el mismo que está aplicando la mascarilla a la cara. En caso de aplicarla, hay que evitar que la presión sea excesiva y obstruya la tráquea (Clase III, LOE 2).

Secuencia de intubación rápida (SIR)

La AHA 2.010 recomienda que sólo aquellos reanimadores con entrenamiento, experiencia en el uso de medicación y competencia en el manejo de la vía aérea infantil, y a fin de facilitar la intubación de urgencia y reducir la incidencia de complicaciones, pueden usar sedantes, bloqueantes neuromusculares y otras medicaciones para realizar una SIR en el paciente pediátrico [8]. En caso de que se use la SIR debe tenerse preparado un plan secundario para manejar la vía aérea en caso de no poder llevar a cabo la intubación.

La ERC 2.010, por otro lado, dice que en los niños en parada cardíaca o coma no se necesita sedación o analgesia para intubar. En los demás casos la intubación debe ir precedida de oxigenación, sedación rápida, analgesia y el empleo de bloqueantes neuromusculares para minimizar las complicaciones y/o fallos, y el reanimador que intube debe poseer la experiencia y estar familiarizado con las drogas empleadas en la SIR[9].

Monitorización de dióxido de carbono espirado (CO_2), idealmente por capnografía

La monitorización de dióxido de carbono espirado (*CO_2*), idealmente por capnografía, es útil para confirmar la posición correcta del tubo traqueal y recomendable durante la RCP para ayudar a evaluar y optimizar su calidad en cualquier situación (Clase I, LOE 3).

Limitación del oxígeno a los niveles normales tras la reanimación

Para la AHA 2.010, una vez restablecida la circulación, se debe monitorizar la SaO_2. Cuando se disponga del equipo apropiado, puede ser razonable ajustar la administración de oxígeno para mantener la SaO_2 a un valor igual o superior al 94%, con el fin de evitar la hiperoxia y garantizar una administración adecuada de oxígeno. Dado que una SaO2 del 100% puede equivaler a una PaO_2 de entre 80 y 500 mm Hg aprox., por lo general es apropiado disminuir la FiO2 si la SaO_2 llega al 100%, siempre que se pueda mantener la saturación a un valor igual o superior al 94% (Clase IIb, LOE 3).

El ERC 2.010 por su parte recomienda aplicar oxígeno a alta concentración (FiO2 del 100%) durante la fase inicial de la reanimación y, una vez restaurada la circulación, disminuir la FiO2 para mantener una SaO_2 entre el 94-98%.

Ventilación y Oxigenación a través de Cateteres Transtraqueales

Se debe considerar esta posibilidad en pacientes con una obstrucción severa de la vía aérea por encima del cartílago cricoides si los métodos tradicionales no han tenido éxito y el reanimador tiene experiencia en su uso y el material adecuado. Dado que la ventilación transtraqueal resulta insuficiente para lavar eficazmente el CO_2, debe considerarse como una técnica temporal mientras se asegura correctamente la vía aérea (Clase IIb, LOE 3).

Manejo Cardiocirculatorio

Debe monitorizarse inmediatamente al niño. El EKG diferenciará entre ritmos normales y anómalos, además de servir de ayuda para comprobar la respuesta a la medicación y los cambios clínicos.

El ecocardiograma no ha demostrado suficiente evidencia para ser empleado de forma rutinaria en la parada cardíaca infantil, pero en manos de personal entrenado puede ser de ayuda para identificar pacientes con causas de parada potencialmente tratable, en especial el taponamiento cardíaco o el llenado ventricular insuficiente (**Clase IIb, LOE 3**).

La monitorización de dióxido de carbono espirado (*ETCO2*) mediante capnografía continua o capnometría, si están disponibles, pueden ser de ayuda durante la reanimación, sobre todo para confirmar la efectividad de las compresiones torácicas (Clase IIa, LOE 3), como comentamos en el SVBP.

Fluídos, drogas y accesos vasculares

Tanto la AHA 2.010 como el ERC 2.010 coinciden en la importancia de obtener un acceso vascular para administrar medicación y tomar muestras de sangre. Dado que en niños el acceso venoso periférico (*IV*) puede ser dificultoso durante una urgencia, al cabo de 3 intentos o tras 1 minuto, se intentará el acceso intraóseo (*IO*), que suele lograrse con rapidez y mínimas complicaciones [9].

- **Acceso intraóseo (IO)**

El acceso IO es rápido, seguro y efectivo, y puede usarse como acceso vascular inicial en la parada cardíaca (Clase I, LOE 3). Pueden emplearse todas las medicaciones intravenosas sin peligro con la misma eficacia que un acceso venoso central, además de poder usarse para obtener muestras analíticas. Sin embargo, las gasometrías no serán fiables tras la administración de bicarbonato sódico [10].

Tras la administración de la medicación debe administrarse un bolo de Suero Salino 0,9% (*SSF 0,9%*) para lograr una distribución de la medicación a la circulación central más rápida.

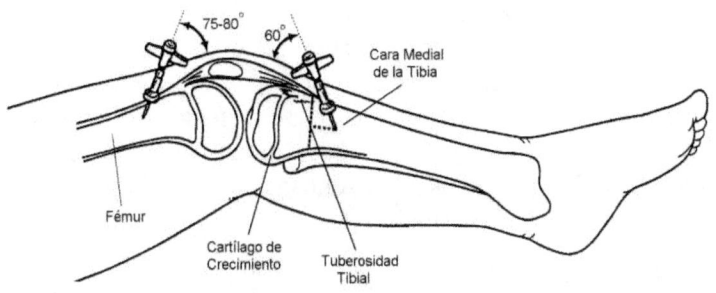

De izquierda a derecha punción en el Fémur distal y en la tibia proximal en niños mayores. La primera en dirección cefálica y en ángulo de 75-80°, la segunda hecha en la superficie plana de la cara medial, 1 ó 2 centímetros por debajo de la tuberosidad tibial, con la aguja en dirección caudal y en ángulo de 60°.

- **Acceso Venoso**

Como ya se ha comentado, los accesos venosos periféricos (*IVP*) son útiles pero complicados en niños, por lo que no se debe realizar más de 3 intentos.

Los accesos venosos centrales (*IVC*) son más seguros a largo plazo, pero requieren entrenamiento y experiencia, por lo que no se recomiendan como acceso inicial.

En caso de disponer de accesos periféricos y centrales, usaremos preferentemente el acceso central.

- **Medicación Intratraqueal**

Si el acceso vascular no es posible, los medicamentos liposolubes (como la Lidocaína, Epinefrina, Atropina y Naloxona [*LEAN*]) pueden usarse por vía Intratraqueal a través del TET. Para ello se deben cesar las compresiones, se administrará la medicación diluida en 5 ml. de SSF 0,9% y realizaran 5 ventilaciones.

Sin embargo, los efectos no serán iguales a los obtenidos por vía intravenosa. Además, las dosis óptimas intratraqueales son desconocidas a causa de la gran variabilidad de la absorción alveolar. Los expertos de la AHA recomiendan doblar o triplicar la dosis de lidocaína, atropina o naloxona cuando se administran a través del TET. La epinefrina se administrará a dosis 10 veces superiores a las intravenosas (0,1 mg./kg., ó 0,1 ml./kg. a una concentración de 1:1.000). (Tabla 2)

El ERC 2.010 recomienda:

- Adrenalina: 100 mcg./kg.
- Lidocaína: 2–3 mg./kg.
- Atropina: 30 mcg./kg.
- No se conoce la dosis óptima de Naloxona.

No debe emplearse esta vía para administrar medicación no liposolube (p.ej. glucosa, bicarbonato sódico, calcio, etc.), puesto que pueden dañar la mucosa de la vía aérea.

Calcio

Para la AHA 2.010 no se recomienda administrar calcio de forma rutinaria para el paro cardiorrespiratorio pediátrico en ausencia de hipocalcemia, sobredosis de calcioantagonistas, hipermagnesemia o hiperkalemia documentadas.

Vasopresina – Terlipresina

Para la AHA 2.010 – ERC 2.010 no hay suficiente evidencia para recomendar de forma rutinaria su uso en la parada cardíaca.

Medicación	Dosis	Observaciones
Adenosina	0,1 mg/kg (máxima 6 mg.) Segunda dosis: 0,2 mg/kg (máx. 12 mg.)	Monitorizar mediante EKG las infusión rápida de bolos IV/IO Si IV: administrarla lo más cerca al corazón posible
Amiodarona	5 mg/kg IV/IO; puede repetirse dos veces a 15 mg/kg. Dosis máx. única 300 mg.	Monitorizar mediante EKG y Presión Arterial Ajustar la velocidad de administración a la situación de urgencia (inicialmente bolo IV durante la parada cardiaca, luego en perfusión continua más despacio (20–60 minutos) Usar con cuidado cuando se administren con otras drogas que prolonguen el QT (consultar)
Atropina	0,02 mg/kg IV/IO 0,04–0,06 mg/kg ET * Puede repetirse una vez si se necesita Dosis mínima: 0,1 mg Dosis máx. única: 0,5 mg	Pueden emplearse dosis más altas en caso de envenenamiento por organofosfatos Dosis bajas (<0.1 mg) pueden producir bradicardia paradójica
Cloruro Cálcico (10%)	20 mg/kg IV/IO (0,2 ml/kg) Dosis máx. única 2 g.	No está indicado en la parada cardíaca infantil en ausencia de hipocalcemia, sobredosis de calcioantagonistas, hipermagnesemia o hiperkalemia documentadas (Clase III, LOE 2) Su uso rutinario en la parada cardíaca infantil no aporta beneficios y puede resultar peligroso Administrar despacio
Epinefrina	0,01 mg/kg (0,1 ml/kg 1:10.000) IV/IO 0,1 mg/kg (0,1 ml/kg 1:1000) ET * Dosis máx. 1 mg IV/IO ó 2,5 mg ET	Puede repetirse cada 3–5 minutos Se inactiva con soluciones alcalinas, y nunca debe mezclarse con Bicarbonato Sódico
Glucosa	0,5–1 g/kg IV/IO	No administrar fluidos que contengan glucosa durante la reanimación a menos que se objetive una hipoglucemia. Controlar la glucemia durante la reanimación y tratar la hiper- o hipoglucemia si aparecen (Clase I, LOE 3): - Recién Nacido: 5–10 ml/kg $D_{10}W$ - Lactantes y niños: 2–4 ml/kg $D_{25}W$ - Adolescentes: 1–2 ml/kg $D_{50}W$ El control estricto de la glucemia incrementa el riesgo de hipoglucemia en lactantes, niños y adultos
Lidocaína	Bolo: 1 mg/kg IV/IO Infusión: 20–50 mcg/kg/minuto	No usar de primera línea (menos efectiva que Amiodarona en FV resistente a la Desfibrilación / TV sin pulso en adultos)
Sulfato Magnésico	25–50 mg/kg IV/IO en 10–20 minutos, más rápido en torsada de pointes. Dosis máx. 2 g.	Administrar despacio (puede causar hipotensión por vasodilatación periférica)
Naloxona	Reversión completa: <5 años ó ≤20 kg: 0,1 mg/kg IV/IO/ET * ≥5años ó >20 kg: 2 mg IV/IO/ET *	Usar las dosis mín. para revertir la depresión respiratoria asociada al uso terapéutico de los opioides (1–5 mcg/kg ajustado al efecto)
Procainamida	15 mg/kg IV/IO Dosis adulto: 20 mg/min en infusión IV hasta una dosis máx. de 17 mg/kg	Monitorizar mediante EKG y Presión Arterial. Administrar despacio (entre 30–60 minutos) Usar con cuidado cuando se administren con otras drogas que prolonguen el QT (consultar)
Bicarbonato Sódico	1 mEq/kg IV/IO	Administrar despacio Después de establecer una ventilación adecuada No usar de forma rutinaria (Clase III, LOE 2) (puede producir hipokalemia, hipernatremia, hiperosmolalidad e inactivación de las catecolaminas) Considerar su uso en: - Parada cardíaca prolongada, con ventilación y compresiones torácicas efectivas, tras administración de Adrenalina. - Acidosis metabólica severa - Inestabilidad hemodinámica e hiperkalemia asociada - Manejo de la sobredosis por Antidepresivos Tricíclicos (ATC)
IV: intravenoso, IO: intraóseo, ET: endotraqueal a través del TET		
* diluir en 5 ml de SSF 0,9% y realizar 5 ventilaciones a continuación.		

Tabla 2.- Medicación usada en el SVAP (AHA 2.010–ERC 2.010) (http://goo.gl/T52CkA)

Etomidato

Se ha visto que el Etomidato facilita la intubación endotraqueal en lactantes y niños con un efecto hemodinámico mínimo, pero no se recomienda su uso de forma rutinaria en pacientes pediátricos con evidencia de shock séptico puesto que se ha demostrado que aumenta las tasas de mortalidad en estos pacientes (Clase III, LOE 2). Además, provoca una supresión suprarrenal, y la respuesta esteroidea endógena puede ser de suma importancia en pacientes con un shock séptico.

Fluídos

Si la perfusión sistémica no es adecuada, y aunque la presión arterial sea normal, puede darse un bolo de 20 ml/kg de una solución isotónica cristaloide.

No hay suficientes datos para recomendar el uso del salino hipertónico en el shock asociado a heridas en la cabeza o por hipovolemia. Evitar soluciones con dextrosa a menos que haya hipoglucemia, que si se produce debe ser rápidamente solucionada.

Dosis de energía de desfibrilación

Ya se habló de los desfibriladores en el SVBP.

Actuación ante una parada cardíaca infantil

Comenzar y continuar con el SVBP.

Mientras se realiza la RCP, y sin detenerla, se comprobará el ritmo cardíaco mediante un EKG o, si se está usando un DEA, comprobar si el aparato nos indica que es un **ritmo *"desfibrilable"*** (p.ej. *FV* o *TV rápida sin pulso*) o ***"no desfibrilable"*** (p.ej. ***Asistolia*** o ***actividad eléctrica sin pulso*** [***DEM***]).

A grandes rasgos AHA 2.010 y ERC 2.010 coinciden en sus algoritmos.

Si el ritmo es *"no desfibrilable"*, mientras un reanimador continua las compresiones otro debe establecer un acceso vascular y administrar 0,01 mg./kg. de epinefrina (0,1 ml./kg. de una solución al 1:10.000), un máx. de 1 mg. (10 ml.) sin detener las compresiones. Se puede repetir la misma dosis de epinefrina cada 3 a 5 minutos (Clase I, LOE 2). No se ha demostrado que dosis superiores sean beneficiosas, y pueden resultar peligrosas, sobre todo en los cuadros asfícticos (Clase III, LOE 2).

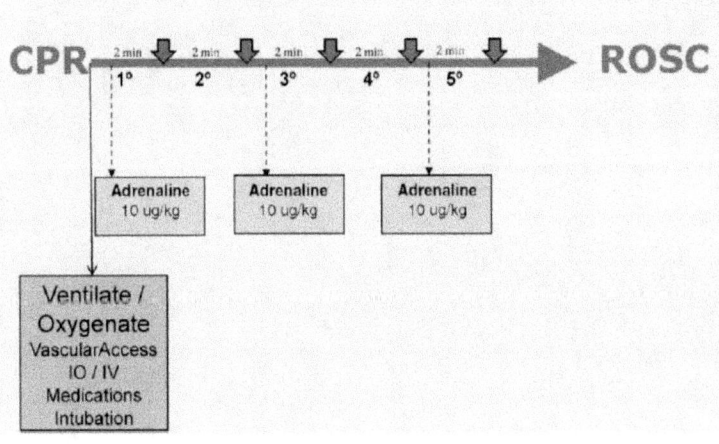

ERC 2.010 – SVAP algoritmo – Ritmo no desfibrilable

Puede administrarse mayores dosis de epinefrina en casos particulares, como la sobredosis por B-bloqueantes.

Se continuará con la RCP y la administración de epinefrina hasta la recuperación del niño o el cese de los esfuerzos (ERC 2.010 – Ritmo No desfibrilable).

Si en algún momento hay un ritmo "*desfibrilable*", se realizará cardioversión inmediata y se continuarán las compresiones durante 2 minutos antes de comprobar de nuevo el ritmo (AHA 2.010, Box 7).

AHA 2.010 – SVAP Algoritmo Parada Sin Pulso

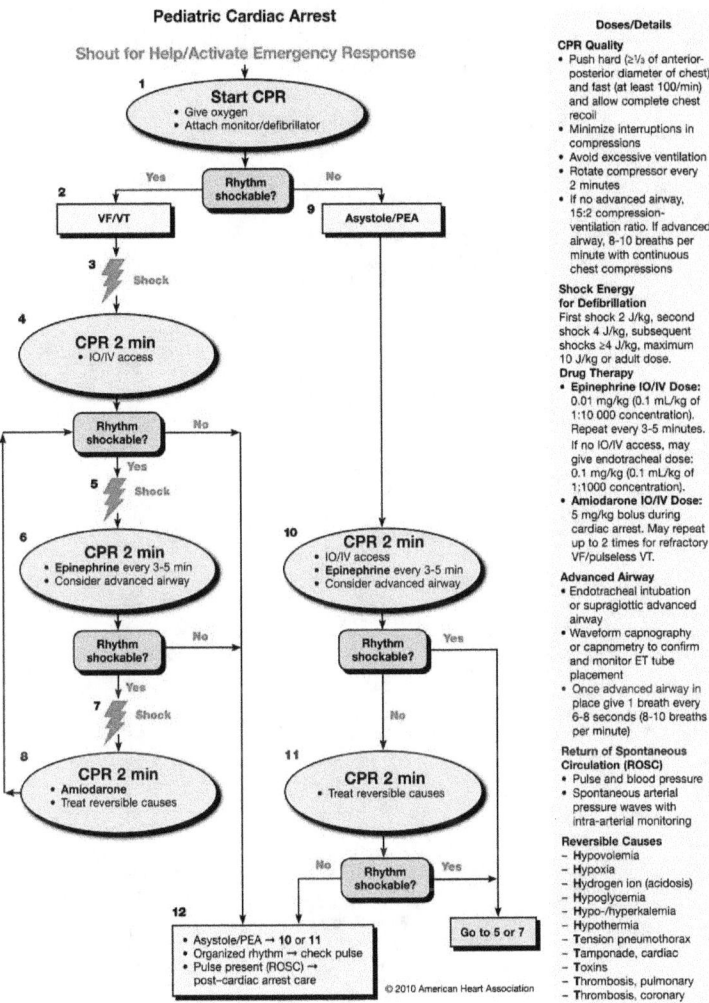

A partir de la segunda cardioversión, y mientras se continua la RCP, se administrará Amiodarona (Clase IIb, LOE 3) o Lidocaína si no disponemos de Amiodarona (AHA 2.010, Box 8).

ERC 2.010 – algoritmo SVAP

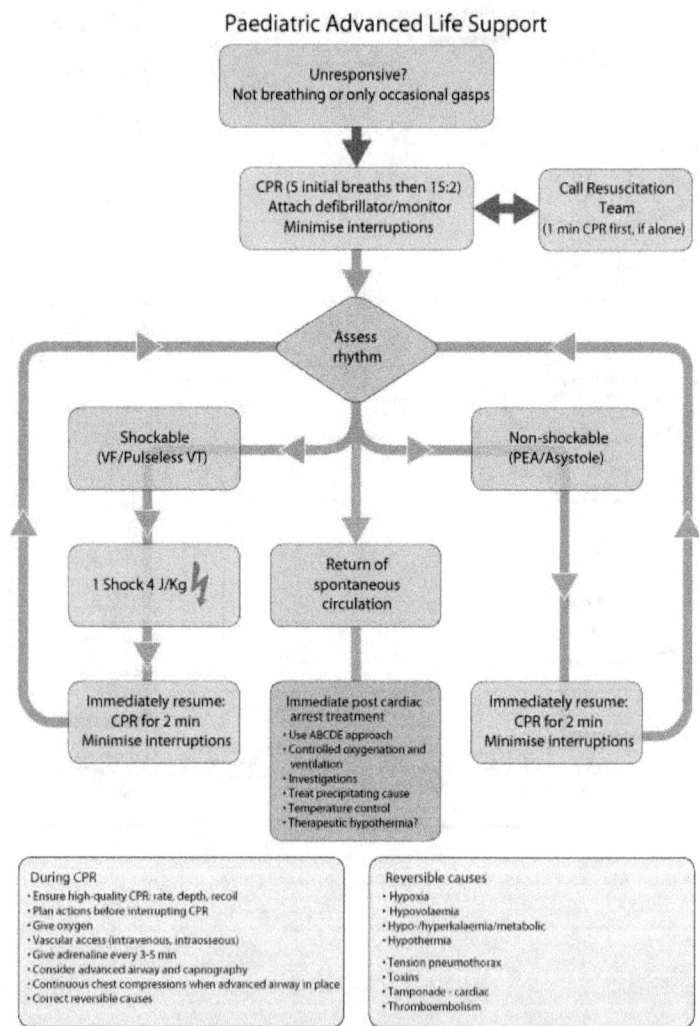

El ERC 2.010 recomienda también cardioversión inmediata (4 J/kg.) si el ritmo es desfibrilable y revisión a los 2 minutos. Si continúa el ritmo desfibrilable, realizar una segunda cardioversión (4 J/kg.).

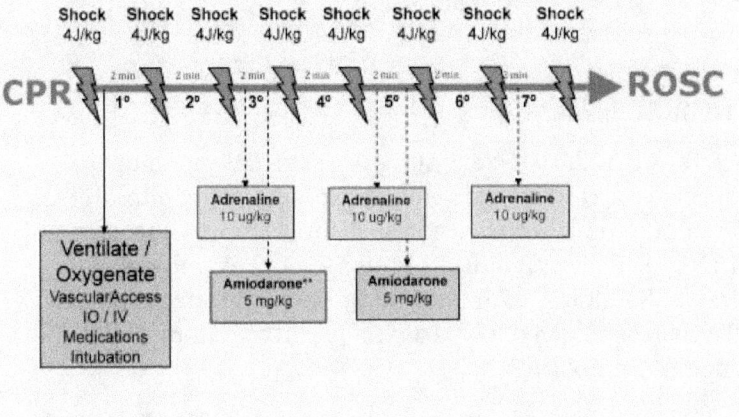

ERC 2.010 – SVAP algoritmo – Ritmo desfibrilable

Si transcurridos otros 2 minutos continúa el ritmo desfibrilable, realizar una tercera cardioversión (4 J/kg.) y administrar Adrenalina 10 mcg./kg. y Amiodarona 5 mg./kg. en cuanto se reinicie la RCP.

Se continuará administrando Adrenalina cada 3–5 minutos si es preciso, y se administrará una segunda dosis de Amiodarona 5 mg./kg. si tras 2 minutos de la tercera cardioversión persiste el ritmo desfibrilable.

Hay que identificar y tratar las causas **reversibles** (4 H y 4 T), teniendo presente que las 2 primeras H (**H**ipoxia e **H**ipovolemia) son las que mayor prevalencia tienen en los niños gravemente enfermos. Son:

- **H**ipoxia, **H**ipovolemia, **H**iper/hipokalemia, **H**ipotermia
- neumotórax a **T**ensión, **T**óxicos, **T**aponamiento (coronario o pulmonar) y **T**rombosis (coronaria o pulmonar).

Torsade de Pointes

El AHA 2.010 comenta que esta TV polimórfica asociada a QT alargado puede ser bien congénita o el resultado de la intoxicación por antiarrítmicos del tipo IA (p.ej. Procainamida, Quinidina, etc.) o del tipo III (p.ej. Sotalol y Amiodarona), por Antidepresivos Tricíclicos (*ATC*), digital o interacciones medicamentosas.

Dado que con frecuencia degenera en FV o TV sin pulso, se debe iniciar la RCP y desfibrilar cuando se produzca la parada cardíaca.

Dependiendo de la causa, se administrará en infusion rápida (minutos) de Sulfato Magnésico (25 a 50 mg./kg.; dosis máx. única de 2 g.).

Actuación ante una Arritmia Inestable

Ante una arritmia en un niño el ERC 2.010 nos dice que lo primero es comprobar si hay signos vitales y pulso central. Si están ausentes se tratará como si fuera una parada cardiorrespiratoria. Si hay signos vitales y pulso central, se comprobará el estado hemodinámico. Si hay compromiso, los pasos a seguir serán:

- Apertura de la vía aérea.
- Oxigenar y, si es necesario, Ventilar.
- Monitorizar con EKG o con un DEA y valorar el ritmo cardíaco (lento/rápido, regular/irregular y tamaño del QRS).

Bradicardia

En niños suele ser secundaria a hipoxia, acidosis y/o hipotensión severa, y puede acabar en parada cardiorrespiratoria. Por lo que si no responde a la oxigenación/ventilación con presión positiva, se comenzará a aplicar compresiones torácicas y se administrará Adrenalina (Clase I, LOE 2). Si la causa de la bradicardia es vagal puede emplearse Atropina (Clase I, LOE 3) (ERC 2.010).

El algoritmo del AHA 2.010 es aplicable a niños con bradicardia y compromiso cardiorrespiratorio, pero con pulso palpable. Si se pierde el pulso se establecerá una RCP de la parada cardíaca (AHA 2.010 – SVAP Algoritmo Parada Sin Pulso).

AHA 2.010 – SVAP Algoritmo Bradicardia

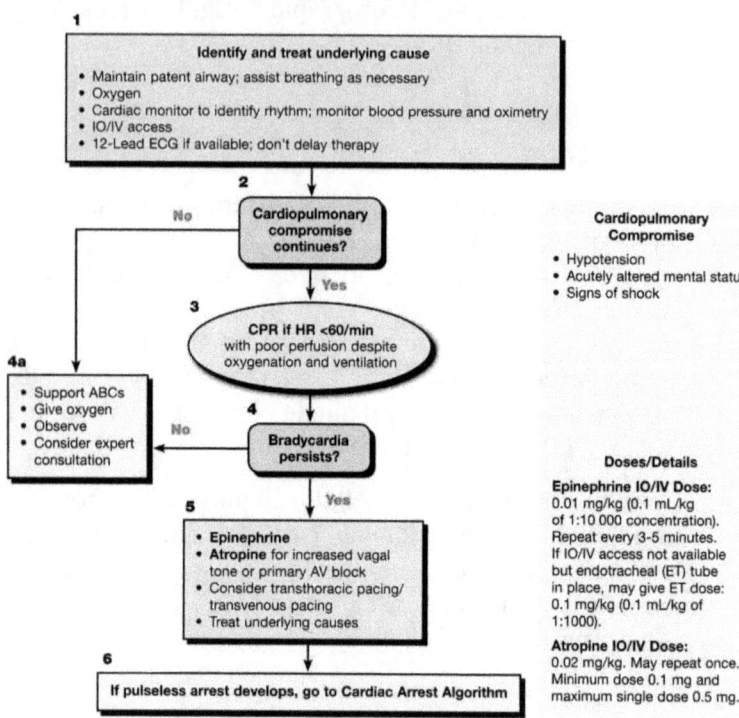

Taquicardia

- **Taquicardia de Complejo Estrecho (ERC <0,08 sg.; AHA <0,09 sg.)**

El ERC 2.010 recomienda que, en caso de que se trate de una Taquicardia Supraventricular (*TSV*) y el niño esté hemodinámicamente estable, pueden intentarse maniobras vagales (p.ej. valsalva) (Clase IIa, LOE 3). Si el niño está hemodinámicamente inestable con depresión del nivel de consciencia se realizará una cardioversión eléctrica sincronizada (podrían usarse las maniobras vagales, siempre que no retarden la cardioversión o la administración Adenosina).

La Adenosina suele ser efectiva en la reversión de la TSV a ritmo sinusal (0,1 mg./kg.), pero debe inyectarse IV/IO rápida y seguida de un bolo de 5 ml. de SSF 0,9% (Clase I, LOE 3).

La cardioversión también está indicada de entrada si no hay acceso vascular o si ya se ha empleado Adenosina sin éxito. La energía inicial para la cardioversión de la TSV es 0,5 a 1 J/kg.; si se precisa una segunda cardioversión, se aplicará a 2 J/kg. (Clase IIb, LOE 3). Si no revierte, y antes de aplicar una tercera cardioversión, puede administrarse Amiodarona (5 mg./kg. IV/IO) o Procainamida (15 mg./kg.) lentamente (Clase IIb, LOE 3).

El Verapamilo IV/IO puede ser una alternativa en niños mayores (0,1 a 0,3 mg./kg.), pero no debe emplearse de forma habitual en niños pequeños por el riesgo de depresión miocárdica, hipotensión y parada cardíaca (Clase III, LOE 3).

Los algoritmos de la AHA 2.010 pueden emplearse en niños con Taquicardia pero con pulso palpable. En caso de no encontrar pulso lo trataremos como una parada cardiorrespiratoria.

AHA 2.010 – SVAP Algoritmo Taquicardia

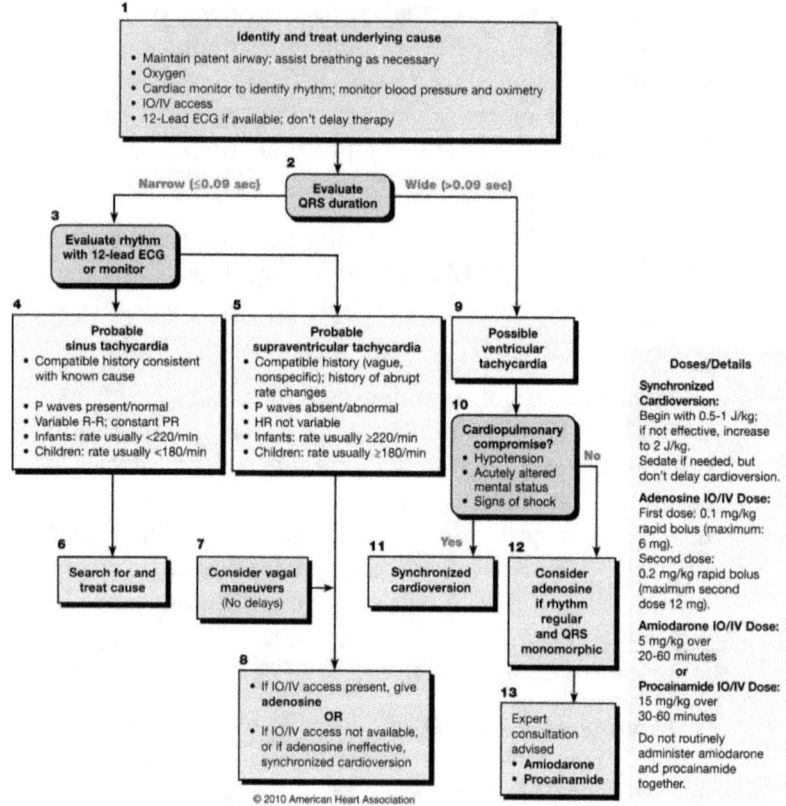

- **Taquicardia de Complejo Estrecho (ERC >0,08 sg.; AHA >0,09 sg.)**

En los niños este tipo de taquicardia es rara, y si aparece suele ser de origen supraventricular (*TSV*) antes que ventricular (*TV*). De todos modos, en un niño hemodinámicamente inestable, y mientras no se demuestre lo contrario, debe considerarse TV.

La TV ocurre normalmente en niños con enfermedades cardiacas subyacentes. El tratamiento de elección de la TV inestable con pulso es la cardioversión sincronizada (energía inicial de 0,5 a 1 J/kg.; si falla, aumentar a 2 J/kg.) (Clase IIb, LOE 3). En caso de que sea precisa una segunda cardioversión y resulte ineficaz, o exista recurrencia de la TV, podemos usar como antiarrítmico la Amiodarona.

En niños hemodinámicamente estables es recomendable consultar con un cardiólogo antes de iniciar cualquier tratamiento por el riesgo que conllevan todas las posibilidades terapéuticas.

Shock Séptico (AHA 2.010)

No se han encontrado diferencias significativas en la supervivencia tras tratamiento con coloides versus cristaloides. Por tanto, se recomienda comenzar el tratamiento de los niños en Shock Séptico con critaloides (Clase IIa, LOE 3).

La monitorización de la Saturación Central de Oxígeno Venosa en la vena cava superior (*ScvO2*), buscando un $ScvO_2$ del 70%, parece haber demostrado aumentar la supervivencia en niños en shock séptico grave (Clase IIb, LOE 2). Para ello se recomienda la ventilación mecánica temprana (Clase IIb, LOE 3).

Shock Hipovolemico (AHA 2.010)

Se recomienda usar una solución cristaloide como fluidoterápia inicial (Ringer Lactato o SSF 0,9%) (Clase I, LOE 1), sin que se hayan demostrado beneficios en el uso de coloides en las fases iniciales de la reanimación.

Los signos de shock deben tratarse con un bolo de 20 ml./kg. de SSF 0,9% independientemente de las cifras de presión arterial (Clase IIb, LOE 3).

Los cristaloides parecen tener un efecto beneficioso durante las cirugías traumatológicas, de lesiones cerebrales y en quemados.

No hay suficiente evidencia científica para recomendar un volumen o ritmo de infusión en lactantes y niños en shock hemorrágico secundario a un traumatismo ni para recomendar o rechazar el uso de una solución salina hipertónica en el shock asociado a lesión craneal o hipovolemia.

Circunstancias Especiales

Trauma

No hay que hiperventilar al niño, incluso en casos de traumatismos craneales (Clase III, LOE 3). Las técnicas de hiperventilación pueden emplearse como forma de rescate temporal en caso de que encontremos signos de herniación encefálica inminente (p.ej. aumento súbito de la presión Intracraneal [*PIC*], midriasis uni o bilateral, con pupila arreactiva a la luz, bradicardia, hipertensión, etc.).

Si existe un trauma maxilofacial y se sospecha una fractura de la base del cráneo son preferibles las sondas orotraqueales antes que las nasogástricas (Clase IIa, LOE 4).

En caso de parada cardiorrespiratoria en un niño con un traumatismo penetrante puede considerarse la realización de una toracotomía para realizar la RCP (Clase IIb, LOE 3).

Ventrículo único post primera fase de reparación

La supervivencia a una parada cardiaca en niños con ventrículo único tras una primera fase de reparación es del 20% aprox., subiendo hasta el 33% al alta, sin que haya evidencias de que esta supervivencia mejore cambiando los protocolos de RCP [11].

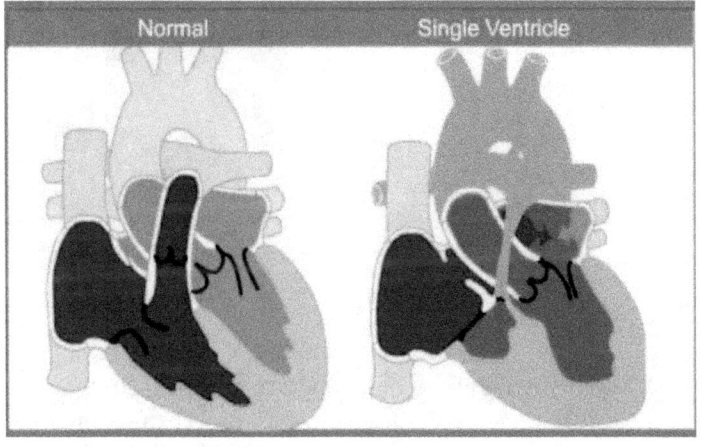

El diagnóstico de parada cardíaca es difícil en estos niños, pero puede mejorar con la monitorización de la extracción de oxígeno (mediante SCvO2 o NIRS [12])

Circulación post-Fontan

Durante la parada cardiaca en niños en los que falle la circulación post-Fontan puede emplearse la oxigenación a través de membrana extracorpórea (*ECMO*) (Clase IIa, LOE 3), aunque no se pueden hacer recomendaciones a favor ni en contra en aquellos niños con fisiología hemi–Fontan [13].

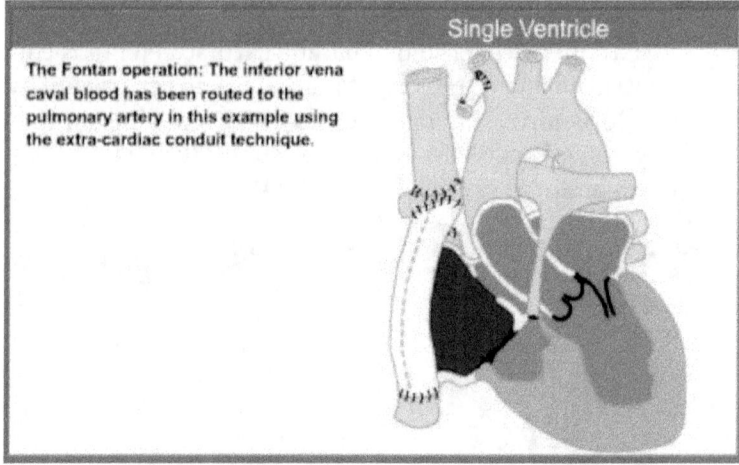

Hipertensión Pulmonar (HTPu)

Se llevarán a cabo los protocolos habituales de SVBP/SVAP, incluyendo oxigenación y ventilación en aquellos niños con HTP en parada cardiorrespiratoria, prestando especial atención a corregir la hipercarbia y mantener la precarga mediante bolos de SSF 0,9%.

Debe reinstaurarse la medicación HTP tan pronto como se pueda (Clase IIa, LOE 3). Valorar la administración de protóxido inhalado (*NO*) o prostaciclina o análogos en aerosol para disminuir la resistencia vascular pulmonar (Clase IIa, LOE 3); en caso de no poder, valorar la administración intravenosa de bolos de prostaciclina (Clase IIa, LOE 3). La ECMO puede resultar beneficiosa si se instaura precozmente (Clase IIa, LOE 3).

Bibliografía

1.- Young KD, Seidel JS. Pediatric cardiopulmonary resuscitation: a collective review. Ann Emerg Med. 1999;33:195–205.

2.- Appleton GO, Cummins RO, Larson MP, Graves JR. CPR and the single rescuer: at what age should you "call first" rather than "call fast"? Ann Emerg Med. 1995 Apr;25(4):492-4.

3.- Atkins DL, Everson-Stewart S, Sears GK, Daya M, Osmond MH, Warden CR, Berg RA. Epidemiology and outcomes from out-of-hospital cardiac arrest in children: the Resuscitation Outcomes Consortium Epistry-Cardiac Arrest. Circulation. 2009 Mar 24;119(11):1484-91. Epub 2009 Mar 9.

4.- Nolan JP et al. 2.010 International Consensus on Cardiopulmonary Resuscitation and Emergency Cardiovascular Care Science With Treatment Recommendations. *Resuscitation* 2.010;81S:e1-e25.

5.- Biarent D, Bingham R, Eich C, López-Herce J, Maconochie I, Rodríguez-Núñez A, Rajka T, Zideman D. European Resuscitation Council Guidelines for Resuscitation 2.010 Section 6. Paediatric life support. Resuscitation. 2.010 Oct;81(10):1364-88.

6.- Kleinman ME, Chameides L, Schexnayder SM, Samson RA, Hazinski MF, Atkins DL, Berg MD, de Caen AR, Fink EL, Freid EB, Hickey RW, Marino BS, Nadkarni VM, Proctor LT, Qureshi FA, Sartorelli K, Topjian A, van der Jagt EW, Zaritsky AL. Part 14: Pediatric Advanced Life Support: 2.010 American Heart Association Guidelines for Cardiopulmonary Resuscitation and Emergency Cardiovascular. Circulation. 2.010 Nov 2;122(18 Suppl 3):S876-908.

7.- Luten RC, Wears RL, Broselow J, Zaritsky A, Barnett TM, Lee T, Bailey A, Vally R, Brown R, Rosenthal B. Length-based endotracheal tube and emergency equipment in pediatrics. Ann Emerg Med. 1992 Aug;21(8):900-4.

8.- Sagarin MJ, Chiang V, Sakles JC, Barton ED, Wolfe RE, Vissers RJ, Walls RM. Rapid sequence intubation for pediatric emergency airway management. Pediatr Emerg Care. 2002;18:417–423.

9.- Carrillo A, López-Herce J. Canalización intraósea. An Pediatr Contin 2003;1(1):38-41.

10.- Melé Olivé J , Nogué Bou R. La vía intraósea en situaciones de emergencia: Revisión bibliográfica. emergencias 2006;18:344-353.

11.- Cincinnati Children's Hospital Medical Center. Single Ventricle Anomalies and Fontan Circulation.

12.- Ranucci M, Isgrò G, De la Torre T, Romitti F, Conti D, Carlucci C. Near-infrared spectroscopy correlates with continuous superior vena cava oxygen saturation in pediatric cardiac surgery patients. Paediatr Anaesth. 2008 Dec;18(12):1163-9.

13.- Cripes. The Frank Murphy Memorial Lecture 2008 – Fontan Physiology.Dept Of Anesthesiology & Critical Care, University Of Pennsylvania School Of Medicine, 19AGO2008.

Soporte Vital Avanzado en el Neonato: Recomendaciones ILCOR 2.010

Eugenio Martínez Hurtado

Sara Hervilla Ezquerra

Aproximadamente un 10% de los recién nacidos (*RN*) precisan algún tipo de ayuda para comenzar a respirar, y menos del 1% precisa manobras de resucitación (LOE 4) [1,2]. Sin embargo, a pesar de que la gran mayoría de los RN no precisa ayuda, el gran volumen de nacimientos a nivel mundial hace que un gran número de niños precisen algún tipo de asistencia cardiorrespiratoria.

Continuamos revisando los cambios más importantes o los "*toques de atención*" que el comité de expertos ha emitido en las nuevas recomendaciones para el Soporte Vital en el Neonato, tras revisar el documento internacional de consenso [3] y las guías publicadas tanto por el European Resuscitation Council (*ERC*) [4] como por la American Heart Association (*AHA*) [5], que incluyen:

- **Retraso del pinzamiento del cordón.**
- **Control de la temperatura de los recién nacidos prematuros.**
- **Hipotermia terapéutica posreanimación.**
- **Aspiración.**
- **Monitorización de CO_2 exhalado.**
- **Relación Compresión-Ventilación.**

Las recomendaciones se clasifican en I, IIA, IIB, III e Indeterminada y el nivel de evidencia científica que las respalda desde LOE 1-5.

En caso de que el RN precise maniobras de resucitación, se realizará:

1. Estabilización inicial: calentar, limpiar la vía aérea si es necesario, secar, estimular.

2. Ventilación.

3. Compresiones torácicas.

4. Administración de epinefrina y/o expansores de volumen.

Entre el nacimiento, la realización de estas maniobras de estabilización inicial, la reevaluación de la situación del RN y el comienzo de la ventilación si es necesaria sólo pueden pasar 60 segundos (el denominado "*minuto de oro*").

Se comenzarán las maniobras de reanimación si el RN no logra mantener una respiración adecuada o una frecuencia cardíaca mayor de 100 latidos por minuto (*lpm*).

Retraso del pinzamiento del cordón

Cada vez existen más evidencias del beneficio que supone retrasar el pinzamiento del cordón

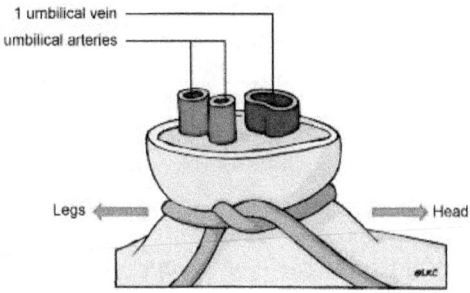

durante al menos 1 minuto en neonatos nacidos a término y pretérmino que no requieren reanimación. En RN deprimidos que requieran reanimación no hay actualmente suficiente evidencia para recomendar o rechazar una recomendación que retrase la ligadura del cordón.

Control de la temperatura de los RN prematuros

A los RN prematuros, con edad de gestación inferior a 28 semanas, se les debe cubrir hasta el cuello con una bolsa o sábana de plástico, sin secarles, inmediatamente después del nacimiento. La estabilización y demás cuidados se realizarán bajo una fuente de calor radiante. La cobertura se debe mantener hasta que se comprueba la temperatura después del ingreso en planta. La temperatura del paritorio debe ser de al menos 26ºC.

Hipotermia terapéutica posreanimación

Se recomienda proporcionar hipotermia terapéutica (de 33,5°C a 34,5°C) a los lactantes nacidos con 36 semanas o más de gestación con una encefalopatía hipóxico-isquémica de moderada a grave (Clase IIa, LOE 1), puesto que en los estudios estos bebes presentaron una mortalidad significativamente menor y menos discapacidades de desarrollo neurológico en el seguimiento realizado a los 18 meses.

La hipotermia terapéutica debe administrarse con protocolos claramente definidos similares a los utilizados en los ensayos clínicos publicados y en centros con capacidad para proporcionar un cuidado multidisciplinario y un seguimiento longitudinal.

Newborn Life Support

Dry the baby
Remove any wet towels and cover
Start the clock or note the time

Birth

▼

Assess (tone),
breathing and heart rate

30 sec

▼

If gasping or not breathing
Open the airway
Give 5 inflation breaths
Consider SpO2 monitoring

60 sec

▼

Re-assess
If no increase in heart rate
Look for chest movement

▼

If chest not moving
Recheck head position
Consider two-person airway control
or other airway manoeuvres
Repeat inflation breaths
Consider SpO2 monitoring
Look for a response

Acceptable*
pre-ductal SpO2

2 min : 60%
3 min : 70%
4 min : 80%
5 min : 85%
10 min : 90%

▼

If no increase in heart rate
Look for chest movement

▼

When the chest is moving
If the heart rate is not detectable or slow (< 60)
Start chest compressions
3 compressions to each breath

▼

Reassess heart rate
every 30 seconds
If the heart rate is not detectable or slow (< 60)
Consider venous access and drugs

* www.pediatrics.org/cgi/doi/10.1542/peds.2009-1510

ERC 2.010 – Algoritmo de Reanimación en el Neonato

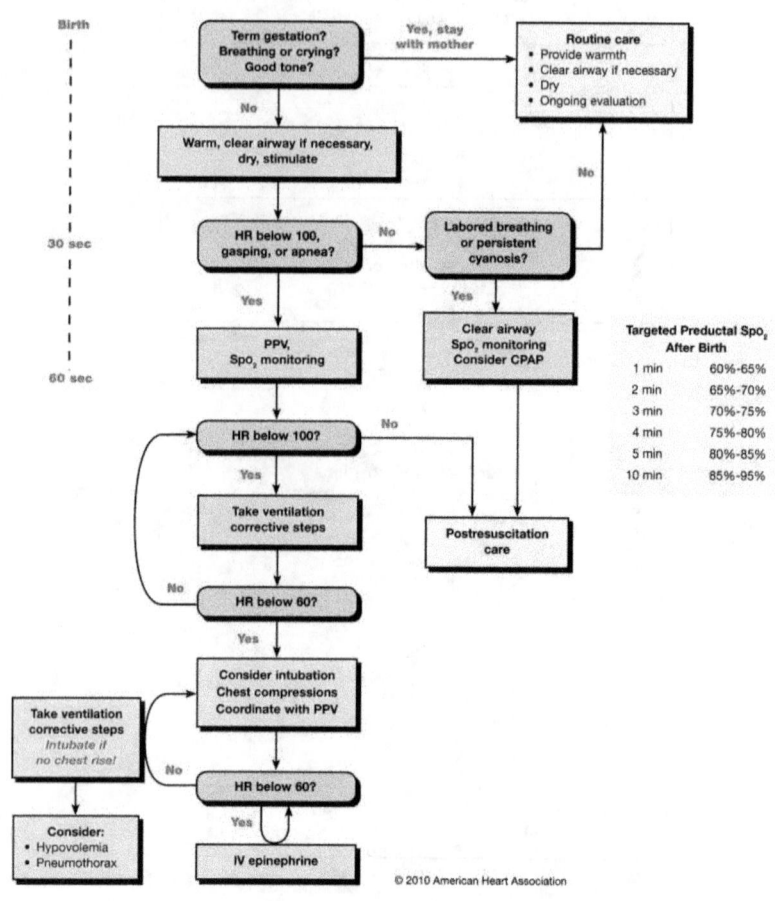

AHA 2.010 – Algoritmo de Reanimación en el Neonato

Manejo de la Vía Aérea

Una vez comenzada la administración de ventilación con presión positiva o de oxígeno adicional, deben evaluarse simultáneamente 3 características clínicas: la frecuencia cardíaca, la frecuencia respiratoria y el estado de oxigenación (idealmente determinado por pulsioximetría en lugar de la evaluación del color) (Clase I, LOE 2).

Administración de oxígeno adicional

Los neonatos nacidos sanos y a término parten de una saturación de oxihemoglobina arterial inferior al 60%, y pueden tardar más de 10 minutos en alcanzar una saturación superior al 90%.

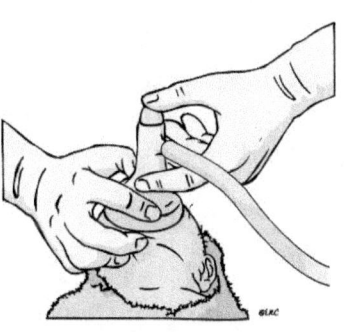

Debe utilizarse la pulsioximetría, con la sonda conectada a la extremidad superior derecha, para evaluar la necesidad de administrar O_2 adicional. Se recomienda su uso cuando se anticipe la reanimación, cuando sea necesario mantener la ventilación con presión positiva (*VPP*), si la cianosis persiste o si se administra O_2 adicional (Clase I, LOE 2)

En el caso de neonatos nacidos a término, es mejor comenzar la reanimación con aire mezclado con O_2, en lugar de hacerlo con O_2 al 100%, puesto que la hiperoxia puede ser tóxica, particularmente para el neonato prematuro (Clase IIb, LOE 2). La administración de oxígeno adicional debe regularse mezclando O_2 y aire, y usando una oximetría monitorizada en la extremidad superior derecha (es decir, la muñeca o la palma de la mano) a modo de guía para saber qué cantidad administrar (Clase IIb, LOE 3).

Si no se dispone de la mezcla O_2+aire se iniciará la reanimación con aire (Clase IIb, LOE 2).

Si el RN está bradicárdico (FC < 60 lpm) tras 90 segundos de reanimación con una concentración baja de O_2, ésta se aumentará hasta el 100% hasta que se recupere una frecuencia cardíaca normal (Clase IIb, LOE 2).

Ventilación con Presión Positiva

Si el niño sigue en apnea o le cuesta respirar, o si la frecuencia cardíaca es < 100 lpm. tras los pasos anteriores se debe comenzar con la VPP. La frecuencia respiratoria será de 40-60 respiraciones por minuto (*rpm*) (Clase IIb, LOE 3).

Aspiración

Si se aprecia líquido amniótico meconial mientras la cabeza se encuentre todavía en el periné de la madre no se recomienda aspirar la nariz y la boca del feto. La evidencia disponible no avala ni rechaza la aspiración endotraqueal rutinaria de lactantes deprimidos nacidos con el líquido amniótico teñido de meconio (Clase IIb, LOE 3).

Si el recién nacido está hipotónico y en apnea, con obstrucción obvia de la respiración espontánea o necesidad de una VPP, es razonable visualizar orofaringe y aspirar (Clase IIb, LOE 3), pudiendo ser útil la intubación traqueal y la aspiración si se dispone de personal entrenado en esta práctica. Sin embargo, si el intento de intubación es prolongado o sin éxito debe iniciarse la ventilación con mascarilla, sobre todo si hay bradicardia persistente.

Mascarillas Laríngeas

Se han mostrado eficaces para ventilar a RN que pesen más de 2000 gr. o tengan más de 34 semanas de gestación (Clase IIb, LOE2), por lo que pueden usarse en aquellas situaciones en las que la mascarilla facial sea ineficaz y la intubación endotraqueal sea ineficaz o no sea posible (Clase IIa, LOE 2).

No se ha comprobado su utilidad en casos de líquido amniótico meconial, durante las compresiones torácicas o para la administración de medicación intrataqueal.

Soporte Cardiocirculatorio

Relación Compresión-Ventilación

Se deben comenzar las compresiones cuando la frecuencia cardíaca sea menor de 60 lpm. tras ventilar correctamente durante 30 sg. con O_2 adicional (Clase IIb, LOE 3).

El paro cardíaco neonatal suele producirse por asfixia, por lo que se ha mantenido la secuencia de reanimación A-B-C con una relación compresión-ventilación de 3:1, excepto cuando la etiología es claramente cardíaca, momento en el que se puede considerar una relación más alta de 15:2 (para 2 reanimadores) (Clase IIb, LOE 3).

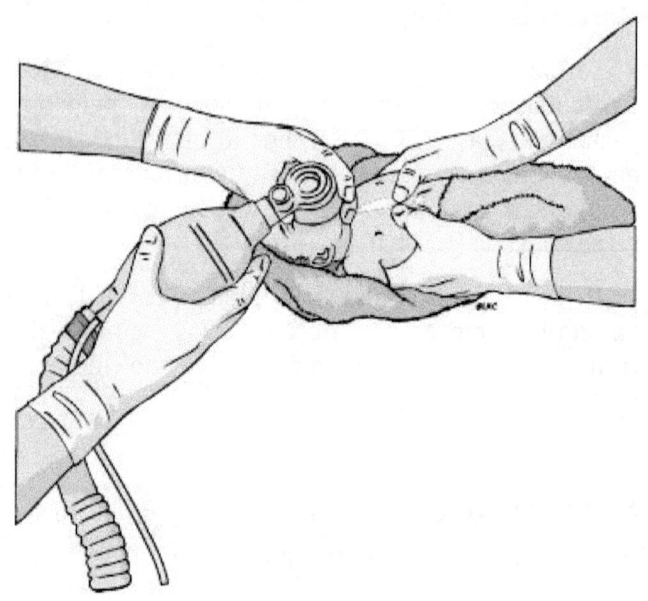

Medicación

Si la frecuencia cardíaca se mantiene < 60 lpm. a pesar de ventilar con O_2 al 100% (con frecuencia tras intubación orotraqueal) y de las compresiones torácicas, puede considerarse el uso de epinefrina a una concentración de 1:10.000 (0,1 mg/mL), o expansores de volumen, o los 2 a la vez.

Epinefrina

Se recomienda administrar la epinefrina por vía intravenosa (*IV*) (Clase IIb, LOE 3), a dosis de 0,01 a 0,03 mg/kg.

Si no se ha logrado una vía iIV, y mientras se canaliza, puede iusarse el tubo endontraqueal (*TET*) para administrar la epinefrina, teniendo en cuenta que se presisan dosis más altas para que sea efectiva (0,05 a 0,1 mg/kg) (Clase IIb, LOE 3).

Expansores de volumen

Se administrarán expansores de volumen cuando se objetive o se sospeche pérdida de sangre y la frecuencia cardíaca del RN no responda a las maniobras de reanimación (Clase IIb, LOE 3). Se recomienda una solución cristaloide isotónica o sangre en la reanimación inicial (Clase IIb, LOE 3), a una dosis de 10 ml/kg que podrá repetirse. Se debe evitar la infusión rápida de volumen, puesto que está asociada a hemorragia intraventricular (Clase IIb, LOE 3).

Glucosa

Los RN con bajos niveles de Glucosa tienen un mayor riesgo de daño cerebral y mal pronóstico tras un episodio de hipoxia, aunque no se han logrado establecer unos niveles de Glucosa que indiquen riesgo. Por tanto, tras la reanimación y tan pronto como sea posible, debe iniciarse una infusión de Glucosa IV para evitar la hipoglucemia (Clase IIb, LOE 3).

Mantenimiento o interrupción de los esfuerzos de reanimación

En un recién nacido sin una frecuencia cardíaca detectable, que continúa siendo indetectable durante 10 minutos, es adecuado considerar la conveniencia de detener la reanimación (Clase IIb, LOE 3).

A la hora de tomar la decisión de continuar los esfuerzos de reanimación más allá de 10 minutos sin frecuencia cardíaca, deben tenerse en cuenta factores como la etiología supuesta del paro, la gestación del neonato, la presencia o ausencia de complicaciones, el papel potencial de la hipotermia terapéutica y los sentimientos previos expresados por los padres en cuanto al riesgo aceptable de morbilidad. Cuando la gestación, el peso al nacer o las anomalías congénitas conllevan la práctica certeza de una muerte prematura y es probable que entre los pocos supervivientes la morbilidad sea inaceptablemente alta, no está indicada la reanimación.

Bibliografía

1.- Perlman JM, Risser R. Cardiopulmonary resuscitation in the delivery room. Associated clinical events. Arch Pediatr Adolesc Med. 1995;149(1):20-25.

2.- Palme-Kilander C. Methods of resuscitation in low-Apgar-score newborn infants—a national survey. Acta Paediatr 1992;81:739–44.

3.- Nolan JP et al. 2.010 International Consensus on Cardiopulmonary Resuscitation and Emergency Cardiovascular Care Science With Treatment Recommendations. Resuscitation 2.010;81S:e1-e25.

4.- Richmond S, Wyllie J. European Resuscitation Council Guidelines for Resuscitation 2.010. Section 7. Resuscitation of babies at birth. Resuscitation 81 (2.010) 1389–1399.

5.- Kattwinkel J, Perlman JM, Aziz K, Colby C, Fairchild K, Gallagher J, Hazinski MF, Halamek LP, Kumar P, Little G, McGowan JE, Nightengale B, Ramirez MM, Ringer S, Simon WM, Weiner GM, Wyckoff M, Zaichkin J. Part 15: neonatal resuscitation: 2.010 American Heart Association Guidelines for Cardiopulmonary Resuscitation and Emergency Cardiovascular Care. Circulation. 2.010 Nov 2;122(18 Suppl 3):S909-19.

6.- Atherton N, Parsons SJ, Mansfield P. Attendance of paediatricians at elective Caesarean sections performed under regional anaesthesia: is it warranted? J Paediatr Child Health. 2006;42:332–336.

Síndrome Coronario Agudo. Recomendaciones ILCOR 2.010

Daniel Paz Martín

Juan Cardona Peretó

El término síndrome Coronario Agudo (*SCA*) engloba un espectro de coronariopatías que abarca el SCA con elevación del ST (*SCACEST*), el SCA sin elevación del ST (*SCASEST*) y la angina inestable (*AI*).

Según la American Heart Association (*AHA*) los principales objetivos del tratamiento para estos pacientes son[1]:

- Reducir la cantidad de necrosis miocárdica en pacientes con infarto agudo de miocardio, para preservar la función ventricular y prevenir la insuficiencia cardíaca, y limitar otras complicaciones cardiovasculares.

- Prevenir sucesos cardíacos adversos graves: muerte, infarto de miocardio no fatal.

- Tratar complicaciones agudas del SCA potencialmente mortales, como la FV, la TV sin pulso, las taquicardias inestables y las bradicardias sintomáticas.

En 2.010 se publican las nuevas guías ILCOR de RCP. Para la elaboración del capítulo de manejo del SCA el grupo de expertos revisó la evidencia científica específicamente relacionada con el diagnóstico y tratamiento durante las primeras horas desde el inicio de los síntomas lo que incluye tanto la asistencia extrahospitalaria como en la Unidad de Urgencias.

El objetivo que se marcaron los autores fue desarrollar una serie de recomendaciones basadas en la evidencia para aquellos profesionales que establecen el primer contacto médico con estos pacientes. En este sentido, es conveniente recordar que hay pocos estudios de calidad sobre SCA en el entorno extrahospitalario y que buena parte de las recomendaciones han sido extrapoladas desde estudios hospitalarios.

Para encuadrar el tema presentamos el protocolo general de manejo del SCA recomendado por la AHA y a continuación, los cambios más importantes en las nuevas recomendaciones del 2.010 clasificados en DIAGNÓSTICO y TRATAMIENTO y dirigiendo al lector al BOX del algoritmo que corresponda.

Novedades en Diagnóstico

- BOX 2. La historia, el examen físico, el ECG o los biomarcadores iniciales, aunque se utilicen en combinación no permiten de forma segura descartar un SCA durante la etapa prehospitalaria o en el departamento de urgencias (LOE 1).

- BOX 14. En pacientes con sospecha de SCA pero con biomarcadores iniciales normales y sin cambios isquémicos en el EKG inicial, los protocolos de observación de dolor torácico son útiles para identificar aquellos pacientes con sospecha de SCA que requieren ingreso o pruebas de provocación para identificar isquemia reversible (LOE 1).

Estas estrategias reducen costes al disminuir los ingresos innecesarios y aumentan la seguridad de los pacientes al incrementar la capacidad diagnóstica de los SCA (LOE 4).

- BOX 2. Durante el primer contacto médico, la realización de un EKG de 12 derivaciones es esencial para identificar pacientes con SCACEST antes de la llegada al hospital (LOE D1). Este hallazgo debería ser notificado al hospital para poder activar la sala de hemodinámica.

- BOX 2. Personal no médico puede ser entrenado para interpretar EKG de 12 derivaciones con el objetivo de identificar pacientes con SCACEST (LOE D3).

- BOX 2. La interpretación del EKG asistida por ordenador puede incrementar la precisión diagnóstica del SCACEST cuando se usa de forma aislada o en combinación con la lectura del personal sanitario (LOE D5).

Novedades en Tratamiento

Terapia inicial

- No hay suficiente evidencia para recomendar o refutar el uso empírico de oxígeno suplementario a altos flujos en pacientes con SCA no complicado; sin signos de insuficiencia cardiaca o shock. La monitorización de la saturación periférica de oxígeno debe ser usada para guiar la terapia (LOE 1).

Estrategias de reperfusión

- La recuperación del flujo coronario y de la perfusión miocárdica, farmacológicamente o con intervención coronaria percutánea primaria (*ICPP*), dentro de las primeras 12h del inicio de los síntomas (o más tarde en pacientes con shock cardiogénico) ha demostrado mejorar el pronóstico de estos pacientes.

- BOX 2. Cuando se decide terapia de reperfusión con fibrinólisis en pacientes con SCACEST, ésta debería de administrarse lo antes posible. La fibrinólisis prehospitalaria disminuye el tiempo desde el inicio de los síntomas hasta el tratamiento de reperfusión (LOE 1-2).

- Elección de la estrategia de reperfusión en el hospital.

Dos estudios demuestran la superioridad de la ICPP frente a la fibrinólisis para disminuir la morbimortalidad cuando el paciente ingresa en un hospital con laboratorio de hemodinámica (LOE 1) [2,3]. Estos efectos beneficiosos se reducen con el retraso hasta la ICPP (LOE 3) o cuando se lleva a cabo en centros con bajo volumen de pacientes (LOE 1).

En las nuevas recomendaciones 2.010 se enfatiza la necesidad de aplicación de protocolos para reducir el tiempo hasta la ICPP.

Protocolo de manejo del SCA según la AHA.

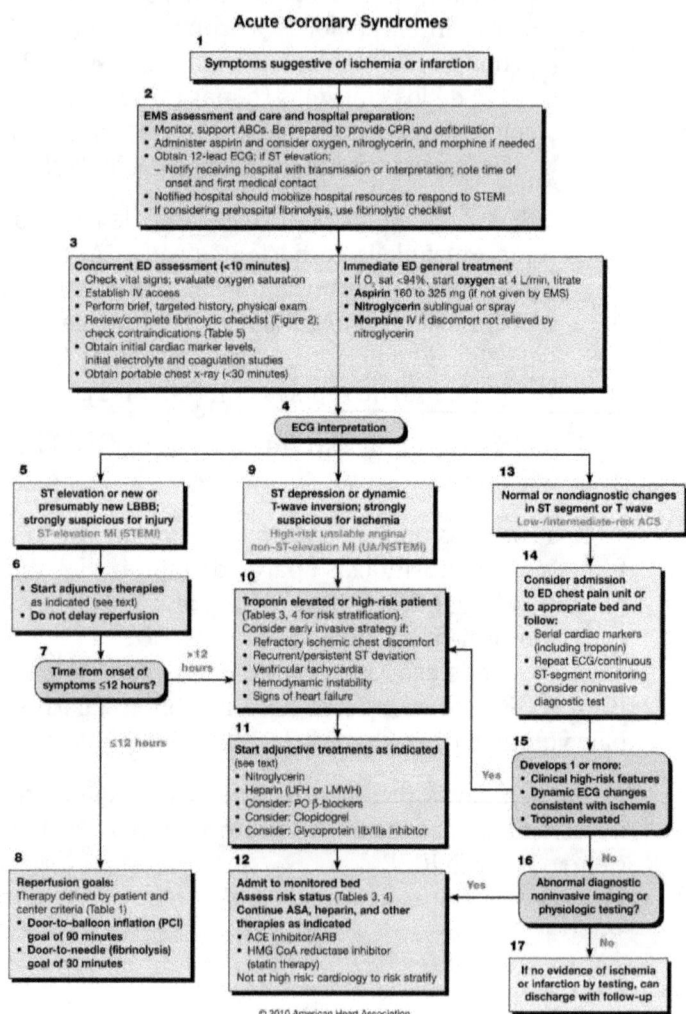

Figure 1. Acute Coronary Syndromes Algorithm.

Sin responder a la pregunta de cúal es el tiempo límite de espera hasta ICPP para decidir fibrinólisis, lo que sí está claro es que en pacientes con SCACEST dentro de las primeras 12 h desde el inicio de los síntomas se deberían iniciar terapias de reperfusión tan pronto como sea posible independientemente del método elegido. En la página siguiente se desarrollan las recomendaciones de la AHA a este respecto.

Tabla 1.- Evaluación para la reperfusión AHA.

Step 1: Assess time and risk

Time since onset of symptoms

Risk of STEMI

Risk of fibrinolysis

Time required to transport to skilled PCI catheterization suite

Step 2: Select reperfusion (fibrinolysis or invasive) strategy

Note: If presentation <3 hours and no delay for PCI, then no preference for either strategy.

Fibrinolysis is generally preferred if:	An invasive strategy is generally preferred if:
• Early presentation (≤3 hours from symptom onset)	• Late presentation (symptom onset >3 hours ago)
• Invasive strategy is not an option (eg, lack of access to skilled PCI facility or difficult vascular access) or would be delayed	• Skilled PCI facility available with surgical backup
– Medical contact-to-balloon or door-balloon >90 minutes	• Medical contact-to-balloon or door-to-balloon <90 minutes
– (Door-to-balloon) minus (door-to-needle) is >1 hour	• (Door-to-balloon) minus (door-to-needle) is <1 hour
• No contraindications to fibrinolysis	• Contraindications to fibrinolysis, including increased risk of bleeding and ICH
	• High risk from STEMI (CHF, Killip class is ≥3)
	• Diagnosis of STEMI is in doubt

Modified from ACC/AHA 2004 Update Recommendations.[2]

Terapia médica adicional

- BOX 2-3. No hay evidencia para recomendar la administración rutinaria de betabloqueantes intravenosos en el entorno prehospitalario o durante el manejo inicial en el servicio de urgencias. Sin embargo pueden ser útiles en situaciones específicas como HTA severa o taquicardia.

- BOX 6-11. El inicio oral de betabloqueantes a dosis bajas se recomienda tras la estabilización clínica (LOE 1).

- Se desaconseja el uso profiláctico de antiarrítmicos en pacientes con sospecha de SCA (LOE 1).

Intervención coronaria percutánea primaria tras PCR y recuperación de la circulación espontánea

Debería considerarse la realización de angiografía e ICPP en pacientes con parada cardiaca extrahospitalaria y recuperación de la circulación espontánea (*RCE*) que presenten SCACEST o nuevo bloqueo de rama izquierda en el EKG.

Es razonable la realización de coronariografía en pacientes seleccionados a pesar de no presentar elevación del ST o dolor torácico si se considera que la causa del cuadro pueda ser isquemia coronaria (LOE 3).

Es frecuente que los pacientes que recuperan la circulación espontánea tras PCR ingresen en el hospital comatosos. Esto no contraindica la realización de angiografía.

Así mismo es razonable el cateterismo aunque ingresen neurológicamente intactos.

Se recomienda hipotermia terapeútica en combinación con coronariografía y debería iniciarse tan pronto como sea posible y preferiblemente antes del inicio de la coronariografía (LOE 4).

Bibliografía

1.- O´Connor RE, Brady W, Brooks SC et al. Part 10: Acute coronary syndromes: 2.010 American Heart Association guidelines for cardiopulmonary resuscitation and emergency cardiovascular care.. Circulation 2.010;122: 787-817.

2.- Keeley EC, Boura JA, Grines CL. Primary angioplasty versus intravenous thrombolytic therapy for acute myocardial infarction: a quantitative review of 23 randomised trials. Lancet 2003;361: 13–20.

3.- Hartwell D, Colquitt J, Loveman E, et al. Clinical effectiveness and cost-effectiveness of immediate angioplasty for acute myocardial infarction: systematic review and economic evaluation. Health Technol Assess 2.005;9: 1–99, iii–iv.

Cuidados post-PCR ILCOR 2.010

Marta Bernardino Santos

La recuperación del ritmo cardiaco espontáneo (Return of Spotaneus Circulation, *ROSC*) es sólo el primer paso para conseguir la recuperación completa tras una PCR.

Dependiendo de la duración y la etiología de la PCR, tras la ROSC se inicia un periodo de gravedad y duración variable en el que paciente puede sufrir daño neurológico, inestabilidad hemodinámica, alteraciones metabólicas y existe riesgo de fracaso multiorgánico aparte del posible daño miocárdico.

Los objetivos de los cuidados post-RCP son optimizar la perfusión sistémica, corregir las alteraciones metabólicas y proporcionar medidas de soporte precoz para aumentar la posibilidad de una recuperación sin secuelas neurológicas.

El diagnóstico y tratamiento de la isquemia y disfunción miocárdica pueden aumentar la supervivencia. Medidas que reduzcan el daño cerebral secundario como la hipotermia terapéutica pueden mejorar la supervivencia y el pronóstico neurológico.

El manejo de estos pacientes debe realizarse en unidades de cuidados críticos, con un enfoque multidisciplinar que incluya aspectos cardiológicos y neurológicos. Los cuidados post-RCP se consideran recomendación Clase I (LOE B).

No existen diferencias en las indicaciones de monitorización invasiva, en el manejo del shock hemodinámico con drogas vasoactivas ni del distress respiratorio respecto a otros pacientes críticos, pero sí hay pecularidades

Ya que es la AHA la que dedica un capítulo más extenso, resumiré lo publicado por esta sociedad añadiendo las consideraciones que pueda aportar el ERC.

Soporte respiratorio

Debe ajustarse la FiO2 para conseguir una saturación de O_2 >= 94% (Clase I LOE C). El ERC da un intervalo entre el 94-98%. No ha demostrado beneficio mantener FiO2 elevadas y sí puede ser perjudicial por la generación de radicales libres en la fase de reperfusión.

Debe ajustarse la frecuencia respiratoria y el volumen minuto para mantener la normocapnia (PaCO2 40-45 ó ETCO2 35-40) (Clase IIb LOE C). La hiperventilación con hipocapnia es perjudicial tras la ROSC por su efecto en la circulación cerebral (Clase III LOE C).

Isquemia miocárdica

Debe realizarse un ECG de doce derivaciones lo antes posible para descartar SCA con elevación del ST (Clase I LOE B). En caso de presentarse debe tratarse inmediatamente con las medidas que estén indicadas (angioplastia). Es segura la realización de una angioplastia a pesar de que el paciente esté con hipotermia.

Control de la temperatura

La hipotermia inducida (definida como una temperatura central de 32-34ºC) se debe considerar en aquellos pacientes que, tras la recuperación de ritmo cardiaco espontáneo (*ROSC*), permanecen en coma (definido como ausencia de respuesta a estímulos verbales).

Los pacientes que espontáneamente desarrollan una hipotermia moderada (>32ºC) no deben calentarse activamente durante las primeras 48h tras ROSC (Clase III LOE C)

Tras la ROSC o en el calentamiento tras la hipotermia inducida los pacientes pueden tener hipertermia/hiperpirexia (>37,6ºC) de origen multifactorial. Debe tratarse con antipiréticos ó medidas físicas. Evitar la hipertermia tras ROSC es clase I (LOE C).

Hipotermia inducida

- **Indicaciones:**

Se sigue recomendando siendo clase I (LOE B) en pacientes adultos con ROSC tras una parada extrahospitalaria en fibrilación ventricular (Clase I LOE B).

Se puede considerar en pacientes que se recuperan tras una parada intrahospitalaria en cualquier ritmo ó extrahospitalaria con ritmo distinto a FV pero es solo clase IIb (LOE B)

- **Duración:**

Debe mantenerse como mínimo 12 horas siendo la duración habitual 24 horas.

- **Fases:**

El ERC define tres fases en la hipotermia:

- Inducción: Infundir 30ml./kg. de SSF o Ringer Lactato casi helado (4 ºC) con monitorización continua de Tª central. El objetivo es alcanzar una Tª central de 32-34 ºC

- Mantenimiento: Medidas coadyuvantes externas (mantas frías, bolsas de hielo) o infusión de sueros fríos.

- Recalentamiento: Debe ser lento, aproximadamente a 0,25 - 0,5 ºC por hora.

- **Complicaciones:**

El riesgo aumenta sobre todo con temperaturas inferiores a 32ºC. Las principales son arritmias, coagulopatía (deben haberse controlado los puntos de sangrado antes de iniciarla) e hiperglucemia.

Existe también un riesgo mayor de neumonía y sepsis secundario a la inmunosupresión que produce.

Control de glucemia

El objetivo serán unas cifras de glucemia más permisivas (entre 144-180 mg./dl.) (Clase IIb LOE B) que las que habitualmente se marcan como objetivo en los pacientes críticos (80-110 mg./dl.) para evitar episodios de hipoglucemias.

El ERC incluso marca como objetico glucemias por debajo de 180 mg./dl. y desaconseja las medidas de control estricto de glucemia.

Tromboembolismo pulmonar (*TEP*) tras PCR

Las maniobras de reanimación no contraindican el uso de fibrinolíticos y, si se sospecha el TEP como causa de PCR, deben considerarse (Clase IIb LOE C).

Otras medidas:

- **Sedación y relajación:** Se utilizarán sedantes de acción corta para poder realizar evaluaciones neurológicas. Se deben evitar las tiritonas y temblores durante la hipotermia. Si fuera preciso, utilizar bloqueantes neuromusculares.

- **Corticoides:** No hay estudios que avalen el uso rutinario de corticoides tras ROSC.

- **Hemofiltración:** Aunque la base fisiológica sería la modificación de la respuesta humoral del síndrome post-reperfusión, no existe evidencia científica que recomiende el uso de la HF tras la PCR.

Sistema Nervioso Central

El daño cerebral es la causa de muerte en el 68% de los pacientes tras una PCR extrahospitalaria y del 23% de la PCR intrahospitalaria.

La fisiopatología del daño cerebral incluye una compleja cascada de eventos moleculares desencadenados por la isquemia y posterior reperfusión y que se prolongan horas e incluso días la recuperación del ROSC.

Las manifestaciones clínicas del daño cerebral tras la PCR incluyen coma, convulsiones, mioclonías, disfunción cognitiva (desde pérdidas de memoria hasta estado vegetativo) y muerte cerebral.

Manejo de las convulsiones

La incidencia de las convulsiones tras la PCR oscila entre el 5 y el 20% pero podría ser mayor.

Tras la recuperación del ROSC debe realizarse un EEG lo antes posible y repetirse o monitorizarse de forma continua en los pacientes en coma (Clase I LOE C).

El tratamiento de las convulsiones o estatus epiléptico es el mismo que en cualquier otra patología (Clase IIb LOE C). No se recomienda el uso profiláctico de anticomiciales.

Valoración del pronóstico neurológico

Mal pronóstico se define como muerte, coma irreversible o incapacidad para desarrollar actividades independientes después de 6 meses tras la PCR.

A pesar de la importancia de su diagnóstico precoz no existen parámetros clínicos, marcadores ni pruebas complementarias que puedan predecir mal pronóstico neurológico en las primeras 24 horas tras la ROSC.

Pasadas las primeras 24 horas si el paciente no está en hipotermia, no está hipotenso ó hipóxico y no está bajo los efectos de sedantes o relajantes musculares se debe realizar una exploración neurológica. Como pruebas complementarias son útiles un EEG (Clase IIb LOE B) y un estudio con potenciales evocados.

Son predictores clínicos de mal pronóstico en ausencia de hipotermia, sedación, relajantes musculares, hipotensión o hipoxemia:

- La ausencia de reflejo pupilar a la luz y de reflejo corneal 72h tras la PCR (FPR 0%; 95% CI 0-9%)
- La ausencia de reflejo vestíbulo-ocular 24 horas tras la PCR (FPR 0%; 95% CI 0-14%)
- Glasgow menor de cinco 72 horas tras la PCR. El ERC lo ajusta aún más a Glasgow menor de 2 (FPR 5%; 95% CI 2-9%)
- Presencia de mioclonías

En cuanto a los estudios electrofisiológicos, son predictores de mal pronóstico:

- EEG que muestre ondas de supresión, actividad epiléptica generalizada, complejos periódicos difusos o ausencia de actividad 24 horas tras la PCR
- Ausencia bilateral de respuesta a la estimulación del nervio mediano 24 horas tras la PCR (FPR 0,7%; 95% CI 0,1-3,7%)

Si el paciente está en hipotermia hay que esperar al menos 72 horas para hacer una valoración neurológica (Clase I LOE C).

Si estos pacientes evolucionan a una situación de muerte cerebral deben considerarse como posibles donantes (Clase I LOE B).

Bibliografía

1.- J.P. Nolan et al. 2.010 International Consensus on Cardiopulmonary Resuscitation and Emergency Cardiovascular Care Science With Treatment Recommendations. *Resuscitation* 2.010;81S:e1-e25.

2.- Peberdy MA. et al. Part 9: post-cardiac arrest care: 2.010 American Heart Association Guidelines for Cardiopulmonary Resuscitation and Emergency Cardiovascular Care. *Circulation* 2.010;122 (suppl 3):S768-S786.

3.- J.P. Nolan et al. European Resuscitation Council Guidelines for Resuscitation 2.010. *Resuscitation*2010;81:1219-1276.

4.- HACA. Hypothermia After Cardiac Arrest Group. Mild therapeutic Hypothermia to improve the neurological outcome after cardiac arrest. N Engl J Med. 2002;346:549-556.

5.- Neumar RW et al. Post-cardiac arrest syndrome: epidemiology, pathophysiology, treatment and prognostication. A consensus statement from the International Liaison Committee on Resuscitation; the American Heart Association Emergency Cardiovascular Care Committee; the Council on Cardiovascular Surgery and Anesthesia; the Council on Cardiopulmonary, Perioperative and Critical Care; the Council on Clinical Cardiology and The Stroke Council. Circulation. 2008;118:2452-2483.

Si no te reciclas, no sabes... pero... ¿cómo hacerlo? Educación en RCP 2010

Meritxell Sierra

Diana Parrado

Fernando Ramasco Rueda

La supervivencia tras una parada cardiorrespiratoria (*PCR*) depende de la calidad de la evidencia científica aportada por las guías; pero, también en gran medida, de la eficacia de la educación en maniobras de reanimación cardiopulmonar (*RCP*) y la evaluación periódica de las mismas, para que el conocimiento y las habilidades adquiridas persistan en el tiempo, ofreciendo siempre una RCP efectiva y una mejora en los resultados de supervivencia de los pacientes.

¿Quién y cómo debe recibir entrenamiento en RCP?

Según el Comité de Coordinación Internacional en Resucitación (*ILCOR*), todos los ciudadanos, desde personas no relacionadas con el ámbito sanitario hasta profesionales de la salud, deberían tener un conocimiento básico en maniobras de RCP. Para ello el Consejo Europeo de Resucitación propone una serie de cursos adaptados a cada grupo de población según las habilidades necesarias a adquirir.

Educación a nivel básico de la RCP y desfibrilación automática

La RCP mediante compresiones torácicas realizada por testigos presenciales y la desfibrilación temprana SALVAN VIDAS. Por eso es importante la extensión del conocimiento de estas medidas. Existe cierta controversia en la educación de la RCP básica sobre qué se debe enseñar, si sólo maniobras de compresión torácica o éstas más maniobras de ventilación. Para personas no especializadas que presencian una PCR, lo ideal es la realización de compresiones torácicas y en caso de profesionales (como socorristas, policía, etc.) compresiones, ventilaciones y manejo de desfibrilador externo automático (*DEA*).

Se hace 2 salvedades: RCP en niños y neonatos y en paradas por asfixia; en los que se debe instruir tanto en compresiones torácicas como en ventilación. El entrenamiento en el uso de los DEA debe centrarse en su utilización precoz y en la correcta colocación de las pegatinas.

Los cursos dirigidos a este grupo de población se basan fundamentalmente en simulaciones, para reconocer una PCR (falta de respuesta, respiración anormal/nula, etc.), la pérdida del miedo que conlleva enfrentarse a una PCR y la realización de compresiones torácicas que sean efectivas. En algunos ámbitos se sugiere la utilización de DVDs y vídeos para sustituir al instructor, pero siempre practicando las habilidades adquiridas en un muñeco.

Educación a nivel avanzado en RCP

Los cursos dirigidos a personal sanitario especializado de distintas áreas hospitalarias, desde plantas de hospitalización convencionales a emergencias o unidades de críticos, incluyen, además del conocimiento de las guías actuales, un entrenamiento en soporte vital avanzado (compresiones torácicas, manejo de vía aérea y desfibrilación). Aquellos que con más frecuencia asisten a una PCR, necesitan un entrenamiento más completo; que incluye, además de las habilidades técnicas, otras habilidades no técnicas, como <u>trabajo en equipo, liderazgo y comunicación</u>, lo cual mejora la actuación en una PCR.

Es interesante la distinción que hacen las guías entre dos cursos de diferente nivel en la RCP avanzada. Uno denominado Inmediate Life Support que estaría dirigido a los profesionales sanitarios (enfermería, médicos de planta, etc.), que son los primeros en acudir a la PCR, pero que sólo van a liderarla hasta que llegue el equipo de respuesta hospitalario encargado de la misma (Anestesia, Intensivos, etc.) Se debe centrar su educación, sobre todo, en el reconocimiento y tratamiento de los estados pre-parada, para poder actuar en ese momento evitando la PCR; una estrategia que ha demostrado ya buenos resultados. Debe recibir formación en RCP avanzada, sin ser necesario que la reciba en arritmias complejas, accesos vasculares, etc.; cosa que sí deben hacer los profesionales que lideren la parada hospitalaria.

Se detalla en las guías las peculiaridades de la enseñanza de la RCP en pediatría.

Metodología

Tanto en los cursos de nivel básico como en los de soporte vital avanzado lo más importante son las simulaciones con muñecos ante distintas situaciones, para el aprendizaje de las maniobras y su realización de forma correcta y efectiva. Lo ideal son grupos de 6 candidatos como máximo por cada instructor y la duración estimada es de 0,5 días en caso de soporte vital básico, de 1 día en el caso del Inmediate Life Support y de 2-2,5 días para soporte vital avanzado para profesionales líderes en RCP.

Se sugiere la utilidad de proporcionar material que pueda ser estudiado antes del inicio del curso.

Un examen tipo test valorará los conocimientos teóricos adquiridos, sólo en soporte vital avanzado, siendo necesario superar el 75% de las preguntas para aprobar.

Otro punto clave del entrenamiento en RCP es la <u>motivación y feedback</u> durante el aprendizaje entre instructor y alumno de forma individual, con el fin de hacer una valoración de la actuación durante los simulacros y los pasos o habilidades que hay que mejorar.

En esta línea, proponen también la importancia de la <u>reunión de los equipos antes y después de un evento</u>(briefing and debriefing) para elaborar un plan de resucitación previo y, posteriormente, evaluar la actuación realizada durante una PCR, tanto en simulaciones como en casos reales, lo cual debería ayudar a mejorar el rendimiento, tanto del equipo como individual. *"Los equipos de éxito se reúnen antes y después de un evento para analizarlo y sacar una experiencia".*

Los estudios muestran que el conocimiento y las habilidades adquiridas en soporte vital básico y avanzado se deterioran entre los 3 y 6 meses posteriores. Por tanto, los simulacros y las evaluaciones frecuentes, ayudan a identificar a aquellos individuos que requieren una actualización en su entrenamiento, para ayudar a mantener sus habilidades en la realización de maniobras de RCP de calidad.

Cursos del European Resuscitation Council/American Heart Association

Gran parte de las guías está dedicada a cómo recibir e impartir cursos de RCP avalados, y qué pasos y premisas cumplir para hacerlo. También dónde recoger información.

Para los que estén interesados les remitimos, las guías lo hacen también, a la página web del ERC (http://courses.erc.edu/) y de la AHA (http://www.heart.org).

La Sociedad Española de Anestesia, Reanimación y Dolor (www.SEDAR.es) tiene una sección de RCP que tiene un espacio en la web principal de la sociedad, allí se puede encontrar un documento guía para instructores.

La Sociedad Española de Urgencias y Emergencias (www.SEMES.org) imparte cursos avalados por la AHA, y la información está disponible en su web.

Comentario

Las recomendaciones sobre educación del ERC defraudan un poco. Por un lado, al principio de las guías se recalca la necesidad de que para salvar más vidas la educación en RCP se debería impartir a cuanta más gente mejor; y, también, la necesidad de que los profesionales sanitarios reciban ésta formación, no sólo en una ocasión, si no frecuentemente, pues una de las pocas cosas demostradas, al parecer, en este ámbito es que es la calidad de la RCP empeora pasados 3-6 meses desde la formación, por lo que es recomendable volver a recibirla entre los 6 y los 18 meses posteriores. Sin embargo, casi la mitad de las guías está dedicada a los requisitos, burocracia y barreras, al fin y al cabo, para recibir esta instrucción con el aval del ERC. Parece lógico querer tener un control para asegurar la calidad de la RCP, pero también es evidente, al menos en nuestro país, que este sistema no funciona adecuadamente.

En España hay tres especialidades líderes en la RCP, y al menos dos con representantes en el Consejo Europeo de Resucitación: Anestesiología y Reanimación, Medicina de Cuidados Intensivos y Medicina de Urgencias.

Sin embargo, la docencia sólo está en manos de dos: Medicina Intensiva y Medicina de Urgencias. La primera sigue las recomendaciones y estilo del ERC; y la segunda, para encontrar su hueco, las de la Sociedad Americana.

Es difícil realizar cualquiera de los cursos, y siempre tienen prioridad los de la misma especialidad. Esto no tiene mucho sentido, si parece demostrado que el conocimiento extendido podría salvar más vidas.

En el ámbito hospitalario se realizan cursos de RCP a nivel de residente y enfermería, con menor frecuencia a nivel de médicos de planta, y con mucha menor frecuencia cursos de reciclaje para los encargados de liderar la PCR.

Conclusión

Hay que enfatizar en la importancia de la realización de maniobras de RCP básica o avanzada efectivas, tanto por personal no especializado, sólo compresiones torácicas; como sanitario, compresiones, manejo de vía aérea y desfibrilación; basado en realización de entrenamientos periódicos mediante simulaciones. Destacar la importancia de la motivación y feedback durante el entrenamiento, así como la adquisición de habilidades no técnicas, tales como liderazgo, trabajo en equipo y comunicación. La destreza en la realización de las técnicas decae a los 3-6 meses, de ahí la importancia de realizar entrenamientos periódicos. Una resucitación de calidad salva vidas.

Bibliografía

1.- J. Soar et al. European Resuscitation Council Guidelines for Resuscitation 2010. Section 9. Principles of Education in Resuscitation. Resuscitation 81 (2010) 1434-1444.

2.- ERC Guidelines for resuscitation 2010 (http://resuscitation-guidelines.articleinmotion.com/resource-center)

www.ingramcontent.com/pod-product-compliance
Lightning Source LLC
Chambersburg PA
CBHW051708170526
45167CB00002B/582